당독소 쇼크

당독소 쇼크

Glycotoxin Shock

박명규 김아름 지음

염증, 만성질환, 암, 가속노화, 치매의 주범
당독소가 당신의 몸을
더 빨리 병들고 늙고 죽게 한다!

클라우드나인
CLOUD 9

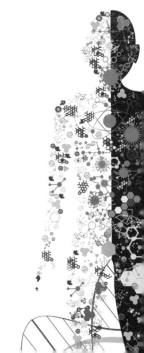

추천사

모든 질병의 근원인 당독소를 의학적으로 설명한다
– 김갑성, 대한영양제처방학회 회장·365열린가정의학과의원 원장

인간의 몸은 진화의 산물이다. 수백만 년 전부터 영양의 균형을 맞추며 살아왔다. 영양가 있는 음식을 충분히 섭취하는 일은 생존을 위한 절대 과제였다. 그런데 먹을 것이 늘 부족하던 예전에는 없던 병이 현대에 이르러 생기기 시작했다. 생활이 풍요로워지고 영양을 과다 섭취하면서부터 염증, 열증, 대사질환 등 현대의학으로도 고치기 힘든 수많은 질병에 시달리게 된 것이다. 이 책은 현대인이 시달리는 질병의 근본 원인이 되는 당독소에 대해 구체적이면서도 신뢰할 수 있는 근거를 들어 의학적으로 설명하고 있다.

최근 연구에 의하면 기존의 질병 외에 암과 치매의 원인 중 하나가 당독소라는 것도 밝혀졌다. 잘못된 식생활습관을 바로잡지 않고서는 질병을 고칠 수 없다. 건강한 몸과 정신을 유지하면서 즐겁게 일상생활을 해 나가기 위해서는 당독소에 대해 반드시 제대로 알아야 한다. 이 책은 연구와 임상, 그 어느 것 하나 놓치지 않으면서 당독소의 해로움과 해결책까지 알려주고 있다. 명실상부 당독소의 교

과서라고 할 만하다. 책 어디를 펼쳐도 오랜 시간 집필에 공을 들인 흔적이 보인다. 박명규 박사와 김아름 약사의 노고와 헌신에 박수를 보낸다.

당독소의 원인을 알고 적극적으로 대처하도록 돕는다
– 박춘묵, 더맑은가정의학과 원장·대한기능의학회 이사·대한정주의학회

당뇨병을 치료할 때 혈당만 적절히 떨어뜨리면 환자가 좋아진다고 생각하던 시절이 있었다. 그러나 혈당이 잘 조절되어도 합병증이 생기는 환자들이 있었고, 당뇨병 환자가 아님에도 당뇨병과 비슷한 혈관질환과 대사질환을 앓는 환자들도 있었다. 여러 가지 대사질환을 일으키는 주요 원인인 당독소에 대해 몰랐기 때문에 적절하게 대처할 수 없었던 것이다. 고혈압, 고지혈증, 당뇨병 등은 약 처방과 운동을 권고하는 것만으로는 문제가 해결될 수 없다. 당독소의 원인을 알고 적극적으로 대처해야 막을 수 있다.

이 책은 만병의 근원인 당독소에 대해 명쾌하게 풀어준다. 염증과 대사질환에 시달렸던 분들은 물론 평소 건강한 식습관에 관심이 많았던 분들에게 가뭄 끝에 만난 단비처럼 반가운 소식이 될 것이다. 부모와 자녀가 함께 읽어도 좋은 책이다. 건강하고 활기 넘치는 인생을 살아가고 싶은 분들에게 일독을 권한다.

추천사

당독소 개념, 문제점, 해결법까지 체계적으로 알려준다
– 이용제, 연세대학교 의과대학 가정의학과 주임교수·강남세브란스병원
가정의학과 과장

현대의학은 지금도 꾸준히 발전하고 있으며 우리나라의 의료 수준은 경제협력개발기구OECD 국가 중 최상위권을 자랑하고 있다. 하지만 의학적으로는 설명하기 어려운 염증 질환과 이로 인한 불편함을 호소하며 병원을 찾아오는 환자들은 오히려 증가하는 추세이다. 몸속 염증의 가장 큰 원인은 당독소이다. 당독소는 잘못된 생활습관 때문에 생기며 그중에서도 먹는 것에 영향을 크게 받는다. 튀기고 굽고 볶는 음식을 지나치게 먹으면 노화가 빨라지는 것은 물론 자가면역질환, 호르몬 불균형, 자율신경장애, 만성피로 등의 문제가 생긴다.

이 책은 현대인의 건강을 위협하는 당독소에 대해 이론적인 측면은 물론 임상경험을 바탕으로 실증적이면서 구체적인 내용을 담고 있다. 당독소에 대한 개념부터 당독소가 현대인들의 건강에 미치는 치명적인 문제점 그리고 당독소 해결법까지 체계적으로 설명하고 있다. 게다가 상황에 딱 맞는 비유를 적절하게 곁들여 쉽고 재미있

다. 이 책이 고통받는 환자분들에게는 건강을 되찾는 데 도움이 되고 건강을 잘 지키고 있는 일반인들에게는 계속 건강과 활력을 유지할 수 있게 해 주리라 믿는다.

서문

왜 나는 30년 넘게 당독소를 연구했는가

나는 1980년대에 대학원 석사과정에서 식품 미생물을 연구했는데 효모균을 빠르게 대량 증식한다면 양질의 단백질을 싸게 만드는 것이 가능하리라고 생각했다. 그래서 효모의 증식 속도를 높일 방법을 연구했고 그 과정에서 메틸글리옥살이라는 물질이 독성을 일으켜서 방해한다는 것을 알게 되었다.

'메틸글리옥살 물질을 제거하면 효모 증식이 더욱 빠르게 진행되지 않을까?' 이런 의문을 품고 연구를 지속한 결과 효모의 증식 속도를 3배 정도 증가시킬 수 있다는 것을 확인했다. 대학원 내내 연구에 집중했고 학위논문까지 썼다. 그 후 취직하고 평범하게 직장 생활을 했다. 메틸글리옥살에 대해 더 깊이 연구하는 전환점을 맞이한 것은 그로부터 20년이라는 시간이 더 지나서였다.

2000년대 초 비로소 '당독소'라는 개념을 접했다. 당시만 해도 우리나라에서는 당독소가 낯선 개념이었다. 이름부터 생소했다. 이게 무엇을 의미하며 우리 몸에 어떤 영향을 미치는지 정확히 알지 못한 채 나를 포함한 몇몇 학자들만 관심 있게 지켜보기 시작했던 때다. 그러나 오랜 시간 풍족한 사회를 경험한 서구 선진국에서는 이미 대중화되어 있었다. 캐나다는 2000년부터 정부에서 직접 당독소 정보 사이트를 운영하고 있을 정도였다. 현재는 캐나다와 미국뿐만 아니라 유럽과 일본 등 해외의 수많은 나라에서 당독소의 위험성을 인식하고 관련 정책을 펼치고 있다.

초기에는 당독소에 대해 그저 식품을 가공하는 과정에서 만들어지는 독성물질로만 생각했다. 알려진 것보다 알려지지 않은 것이 더 많았던 것이다. 당독소에 대해 집중적으로 파고들기 시작하면서 오래전 석사과정 때 연구했던 메틸글리옥살 역시 당독소의 일종이라는 사실을 알게 되었다. 내가 쓴 학위논문 자체가 당독소 연구 논문이었던 것이다. 당독소가 이미 삶의 깊숙한 곳에 침투해 있으며 노화의 주범이자 건강을 다방면으로 갉아먹고 있다. 그런데 그 위험성에 대해 알려진 것이 거의 없다는 사실이 충격이었다.

그러나 진짜 충격은 그 이후에 찾아왔다. 사람들에게 당독소의 위험성에 대해 아무리 말해도 대부분 한 귀로 듣고 한 귀로 흘려버렸다. "너무 심각하게 생각한다." "당독소가 그렇게 위험하다면 우리가 살아 있는 게 기적 아냐?"라는 핀잔 섞인 피드백만 돌아왔다. 사람들 대부분이 당독소에 대해 정확히 알지 못하고 있다. 심지어 아무런 문제가 없다는 식의 태도를 보이고 있었다. 그런 사실이 나를 혼란스럽게 했다. 당독소의 위험성과 사람들이 생각하는 것 사이의 큰 괴리감을 어떻게 받아들여야 할지 어려웠다. 내가 어느 방향으로 나아가야 할지 고민하게 했던 그 시간은 결과적으로 도움이 되었다. 당독소에 대해 더 깊게 파고들며 공부하고 연구하면서 점점 더 확신하게 되었기 때문이다.

그렇다면 도대체 당독소란 무엇일까? 이름에서 유추할 수 있듯이 '당에서 유래한 독소'를 말한다. 정식 이름은 최종당화산물AGEs, Advanced Glycation Endproducts이다. 우리가 먹은 음식 중 몸에서 '필요한 영양소를 다 쓰고 남는 당분'이라고 생각하면 이해하기가 쉽다. 1960년대만 해도 당독소는 우리 건강을 해칠 정도로 위험한 존재가 아니었다. 영양실조가 더욱 친숙했던 그 시절에 음식을 넘치게 먹는 일은 극히 드물었기 때문이다. 우리는 경제 발전으로 풍요로운 사회에 살게 되면서 필요한 영양분 이상의 음식을 섭취하게 되었다.

필요 이상의 영양분! 이것이 문제다. 과유불급이라는 말처럼 넘침이 모자람만 못한 것이다. 제대로 쓰이지 못하고 남아도는 포도당은 할 일 없이 몸속을 돌아다니는데 그 과정에서 단백질에 붙어 당독소를 만들어낸다. 마치 힘을 가진 나쁜 놈이 어슬렁어슬렁 뒷골목을 배회하며 괴롭힐 사람을 찾는 것과 비슷하다. 게다가 당독소의 원인 물질인 메틸글리옥살을 생성하여 당독소 생성 속도를 점점 빠르게 진행시킨다.

당독소가 만들어지는 방법은 크게 두 가지다. 첫째는 우리가 먹은 음식에 붙어 있고 둘째는 몸에서 자동으로 만들어진다. 둘 다 하는 일은 같다. 우리의 몸을 망가뜨리는 것이다. 당독소는 기본적으로 잼처럼 찐득찐득하다. 그래서 우리 몸에 들어갔을 때 어느 기관이든 착 달라붙는 성질이 있다.

당독소가 어느 곳에 붙느냐에 따라 우리 몸에서 나타나는 증상이 달라진다. 위에 붙으면 위염과 소화불량 등을 일으키고 피부조직에 붙으면 피부노화를 일으킨다. 당독소가 만병의 근원이라고 불리는 이유다. 포도당은 직접적으로 단백질하고 붙어서 당독소를 만들고 에너지를 만드는 과정에서 메틸글리옥살이라는 당독소 원인 물질을 만들어낸다. 당독소 원인 물질은 당독소를 만들어내는 모체라고 보면 된다. 이 역시 단백질과 붙어 당독소를 만든다. 메틸글리옥살의 특징은 당독소를 만들어내는 것에 혈안이 되어 있기 때문에 포도당보다 1,000배 정도 빠른 속도로 당독소를 생성한다는 것이다.

당독소는 노화의 주범이며 염증이나 근골격계질환 같은 문제를 일으키는 것은 물론 우울증과 무기력증 같은 심리적인 문제와도 연관이 있다. 최근에 국내외에서 진행된 연구에서는 뇌 기능에도 악영향을 미친다는 사실이 밝혀졌다. 아직 확인하기 조심스러운 단계이지만, 나 역시 다양한 연구를 진행하면서 치매에도 상당한 연결고리가 있음을 짐작하고 있다. 이에 대해서는 본문에서 다시 한번 짚어보려고 한다.

누군가 나에게 '당친놈(당독소에 미친 놈)'이라고 농담 삼아 말할 정도로 당독소와 함께 수십 년을 살아왔다. 당독소를 모르고 연구할 때도, 당독소의 위험성을 처음 인지했을 때도, 당독소를 해독하는 방법을 찾기 위해 고군분투하던 때도, 당독소 해독법을 열심히 알리는 지금도 나 또한 당독소와 함께 살아가고 있다. '당독소 권하는' 현대사회에서 당독소에서 완벽하게 벗어나는 것은 불가능한 일일 것이다. 바로 그렇기에 우리는 당독소에 더 깊은 관심을 가져야 한다. 몸과 마음 건강을 지키기 위해서라도 적극적인 태도로 식습관을 들여다봐야 한다. 몸에 좋은 것을 먹는다고 생각하지만 사실은 몸에 독을 주입하고 있는 것은 아닌지 고민해야 한다.

이 책은 세간에 알려진 당독소에 대한 이해와 오해를 푸는 동시에 당독소가 무엇이며 우리 몸에 어떤 영향을 미치는지 밝히는 데 초점을 두었다. 내용상 크게 두 부분으로 나누었다. 하나는 문제 제시이고 또 다른 하나는 해결방안이다. 1장과 2장은 문제 제시에 대한 것이다. 1장은 당독소가 무엇이며 어떻게 만들어지는지 전반적인 내용을 다루었고 2장은 당독소가 우리 몸에서 일으키는 여러 가지 문제와 질환 이야기를 다루었다. 3장과 4장은 해결방안으로 3장은 당독소를 해독하는 방법과 효능에 대한 구체적인 실천법이고 4장은 당독소를 줄이기 위한 가장 주요한 핵심인 식습관에 대한 부분이다.

최대한 쉽게 이론적인 부분을 풀려고 애썼으나 부족한 부분도 더러 보인다. 연구에 몰두하느라 현장에서의 경험은 공저자인 김아름 약사님께 빚진 부분이 크다. 이 책은 공저자인 김아름 약사의 헌신이 없었다면 나오지 못했을 것이다. 나의 부족함을 보완해주고 오랜 시간을 함께 버텨준 데 감사의 마음을 전한다.

2024. 3.

박명규

서문

왜 나는 당독소와 헤어질 결심을 하게 됐는가

내가 어릴 때는 부모님이 싸주신 도시락을 먹고 어쩌다가 하굣길에 아이들과 쫀드기나 아이스바 한 개 정도 먹고 놀이터에서 신나게 놀다가 집에 갔다. 당분을 과다하게 섭취하였더라도 어느 정도 운동량이 보장되어 있었고 군것질의 절대량도 그렇게 많지 않았다. 교실 안에 지나친 비만 학생도 없었다.

그러나 최근엔 맞벌이 부부도 늘고 아이는 아이대로 학원 스케줄에 맞추느라 바쁘다. 평일엔 저녁 식사 때 얼굴을 마주보지 못하고 주말이나 되어야 보는 경우도 허다하다. 지치고 힘들다는 이유로 배달 음식을 시켜주거나 학원에 갔다 와서 숙제를 끝냈으니 보상으로 군것질을 시켜주기도 한다. 그러나 아이들이 간식으로 고른 유제품이나 이온음료를 살펴보면 당류가 10그램이 넘는 경우가 허다하다.

"우리 아이들에게 가공식품을 어디까지 허용할 것인가?"

"아이들이 나쁜 음식을 먹는 것을 어떻게 통제할 것인가?"

이것은 내게도 항상 숙제이며 고민거리였다. 마트에서 과자를 골라 카트에 넣는 아이들을 보면서 무심코 얼굴빛, 눈빛, 체형을 스캔하는 것은 직업병이기도 하지만 과당과 정제 탄수화물의 습격에 무방비로 노출돼 있는 것이 안쓰러운 마음도 컸다.

비단 내 아이만을 잘 키우고자 하는 마음에서는 아니다. 약사인 나는 약국에서 엄마 손에 이끌려온 아이들을 상담할 때가 많다. 아이들은 어린 나이부터 염증과 열증에 시달리고 또래보다 체중이 많이 나간다. 흔히 살이 찌면 나중에 키로 간다는 말을 하지만 수많은 상담 끝에 가로 성장이 세로 성장을 의미하는 것이 아니라는 확신을 하게 되었다. 이런 확신이 들었던 사례를 한 가지 소개하고자 한다.

민정이(가명)는 초등학교 3학년 여자아이다. 이란성 쌍둥이인데 언니보다 체지방이 많고 면역력도 떨어져 계절에 상관없이 늘 비염을 달고 살고 유행하는 바이러스 질환에도 취약하다. 과당이 많은 군것질을 좋아하고 밀가루 음식도 좋아하고 식욕도 넘치고 윗배도 많이 나왔다고 한다. 초등학교 3학년 어린이가 윗배가 나왔다니? 염증일 확률이 높았다.

평소 자주 먹는 음식을 확인해본 결과 혈당을 빠르게 높이는 과당이 포함된 것들이 압도적으로 많았다. 민정이와 민정이 어머니에게 당독소의 무서움을 알려주고 올바른 식습관에 관한 이야기를 강조했다. 그리고 당독소를 개선하고 중성지방을 태울 수 있는 밀배아와 캐럽이 들어간 소재의 건강기능식품을 권장했다. 결과는 생각보다 빠르게 좋아졌다. 민정이는 의지도 강하고 똑똑한 아이였기에 빠르게 체중도 감량하고 컨디션도 많이 좋아졌다. 아이들의 컨베이어 벨트는 아직 새것이다. 아직 말랑말랑하기에 빠르게 달라진다. 그래서 기름때를 없애주고 좋은 재료를 넣어주면 효과가 금방 나타난다.

민정이는 최근에도 관리 중인데 달라진 점은 예전보다 학습에 더 의지를 보인다는 것이다. 뇌가 좋아하는 에너지원은 초콜릿, 사탕, 탄산음료가 아니다. 시각과 청각으로 학습한 내용을 장기기억으로 저장할 때 쓰이는 원료는 역시 저항성 전분과 같은 혈당 스파이크를 일으키지 않은 탄수화물이다. 비염이나 알레르기 같은 과도한 면역 반응으로 에너지가 새어 나가지 않게 관리해주면 학습력이 자연스럽게 향상된다.

우리가 막연하게 건강에 나쁠 것 같다고 생각하는 빵, 과자, 초콜릿 말고도 과당이 함유된 과일즙, 주스, 과일 말랭이, 씨리얼, 조제분유, 멸균우유, 유제품은 식단에서 거의 빠지지 않는다. 그런데 이 또한 현대를 살아가는 아이들을 힘들게 하는 주요 원인이다. 아이들에게도 절대적인 체지방의 양이 주는 염증의 신호가 분명히 있다. 오히려 어른보다 더 빠르게 아이의 건강에 영향을 미친다. 그나마 해독 기관이 새것이기 때문에 버티다가 성장으로 인한 대사열과 호르몬 대사가 활발해지는 청소년 시기에 이르면 걷잡을 수 없는 피로와 심각한 집중력 저하를 호소하는 것이다.

미국 마운트시나이아이칸대학교, 오하이오주립대학교, 존스홉킨스대학교, 네브라스카대학교의 의학대학 메디컬센터 공동연구팀은 2003~2006년 미국 국민건강영양조사 자료를 바탕으로 육류 소비와 당독소 섭취가 호흡기 증상에 미치는 영향을 분석했다. 이와 함께 연구팀은 2~17세까지 아동과 청소년 4,388명을 대상으로 평소 섭취하는 음식과 호흡기 관련 증상에 관한 139개 항목의 설문 조사를 했으며 섭취 음식의 종류와 빈도에 따라 당독소의 양을 계산했다.

그 결과 조사 대상 중 13퍼센트에 해당하는 537명의 청소년이 최근 1년 동안 천식과 비슷한 호흡곤란이나 천명(쌕쌕거림)을 겪었다고 답변했다. 또 당독소 점수가 높을수록 천명을 겪을 확률이 높은 것으로 나타났다. 천명이 나타난 청소년 중에 26퍼센트는 수면장애를 겪었다. 운동 중 천명 증상이 나타나는 경우는 34퍼센트, 약물 치료가 필요할 정도는 35퍼센트로 조사됐다. 흰색이든 붉은색 육류든 굽거나 튀긴 육류를 자주 섭취하는 아이들은 그렇지 않은 아이들보다 천명 발생과 그로 인해 수면장애가 생길 확률이 2배 이상 높아지는 것으로 조사됐다.

이런 사실을 접할 때마다 내 머릿속에는 '굽고 튀긴 육류는 곧 당독소와 분지사슬 아미노산BCAA의 습격이다!'라는 생각이 든다. 어린 시절 성장을 위해 단백질 섭취는 반드시 필요하지만 굽거나 튀긴 형태의 육류를 자주 먹게 되면 체내 염증이 증가해 천식 같은 호흡기 질환 유발 가능성도 커진다. 당독소는 어른보다 아이들에게 더 영향을 미칠 수 있는 만큼 삶거나 찌는 방식으로 육류의 조리방식을 바꿔주는 것이 필요하다.

이 책을 쓰게 된 계기는 당독소가 우리 몸에 미치는 영향과 치료 과정을 내 눈으로 생생하게 경험한 것에서 비롯되었다. 이런 경험이 없었다면 지금도 당독소에 대해 제대로 알지 못한 채 엉뚱한 고민을 하고 있었을지도 모르겠다. 무엇을 먹어야 하느냐보다 훨씬 더 중요한 것은 무엇을 먹지 말아야 하느냐다. 먹지 말아야 하는 음식은 당독소가 많은 음식이다. 이 사실 하나만으로도 나와 우리 가족은 180도 변했다. 몸에 좋지 않은 습관을 버리려고 그동안 여러 노력을 했으나 그중에서도 '당독소와 헤어질 결심'은 내가 한 결심 중에서도 최고로 잘한 일이라고 자부한다. 지금도 나와 가족은 물론 약국에 찾아오는 환자들에게도 꾸준히 당독소와 헤어질 결심을 권유하며 건강을 지키기 위해 환골탈태의 시간을 보내는 중이다.

원인 모를 이유로 고통을 겪는 아이들과 어른들을 안타깝게만 여기다가 당독소가 원인이라는 것을 알게 된 순간은 '개안'을 한 듯 놀라운 경험이었다. 이 책을 함께 쓰자고 권해주시고 집필 기간 물심양면으로 지원을 아끼지 않으신 박명규 대표님께 감사의 마음을 전한다. 대표님이 이론과 실험으로 추출한 결과를 바탕으로 책의 큰 줄기를 맡으셨다면, 나는 현장에서 접했던 수많은 사례를 이론적인 부분에 녹이며 책의 가지를 늘리고 잎을 풍성하게 만드는 역할을 맡았다.

부디 당독소에 대한 이야기가 더 널리 알려져서 젊음을 유지하며 건강한 삶을 영위하는 사람들이 많아졌으면 좋겠다.

2024. 3.
김아름

| 차례 |

1장 당독소는 무엇이고 어떻게 만들어지는가 · 27

4장 당독소를 줄이는 식단은 무엇인가 • 229

[일러두기]

1. 이 책은 저자가 두 명입니다. 박명규 박사는 책 전체에서 이론적인 내용을 맡았고 김아름 약사는 약국에서 고객 상담을 하며 이루어진 내용을 맡았습니다.
2. 본문에 두 명의 저자가 협의한 부분은 '나'라고 표기했고 한 명을 밝혀야 할 때는 괄호 안에 이름을 명시했습니다.

1장

당독소는 무엇이고 어떻게 만들어지는가

1
노화의 핵심은 시간이 아니다

원시인의 대사체계가 문제가 됐다

인생을 살다 보면 반드시 만나게 되는 빌런이 있다. 만날 수밖에 없지만 되도록 늦추거나 최대한 피하고 싶은 것, 바로 질병과 노화일 것이다. 문제는 자연스럽게 발생하는 질병이나 시간에 순응한 흔적인 노화 자체가 아니다. 변이 바이러스가 자연의 질서를 무너뜨리며 인간을 위협하듯 안 겪어도 될 질병을 몸에 퍼뜨리고 온건하게 진행되는 노화를 가속화시키는 최종 빌런은 따로 있다. 질병과 노화를 더 나쁜 방식으로 악화시키고 무서울 정도로 빠르게 당기는 '이 것'의 정체는 도대체 무엇일까?

누군가는 '시간'이라고 할 것이다. "오는 시간 막으려고 앞문을 막았더니 도둑 같은 시간이 뒷문으로 오더라."라는 옛 어른들의 말씀처럼 시간 앞에서는 누구도 속수무책이라고 느낀다. 그러나 시간은 예나 지금이나 똑같은 속도로 흐르고 있다. 시간이 지날수록 나이가 든다는 사실은 인간의 숙명이자 주어진 조건이다. 하지만 시

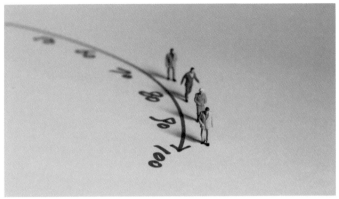
시간 자체가 질병과 노화의 주범은 아니다.

간 자체가 질병과 노화의 주범은 아니다. 30대에 50대의 신체 나이를 가진 사람이 있는가 하면 50대인데도 30대의 신체 나이를 가진 사람이 있다. 질병이나 노화가 시간과 필연적인 관계라면 파스와 인공눈물을 달고 살며 무기력에 시달리는 20~30대와 젊은 외모와 활기찬 건강을 유지하는 50~60대의 차이를 어떻게 설명해야 할까? 왜 누군가는 천천히 나이 드는 반면에 누군가는 미친 듯 질주하며 나이 들고 망가지는 것일까?

이 차이를 단순하게 설명하면 '먹는 것'과 '활동하는 것'의 비례에서 나온다. 먹은 만큼 움직이고 덜 움직이는 만큼 덜 먹는 것. 이것은 게임의 법칙과 유사하며 인류가 오랫동안 건강을 유지해온 룰이었다. 그리고 이 법칙은 수만 년 동안 인간의 두뇌에 각인되어서 신체 시스템을 유지해왔다. 인간은 아주 긴 시간 동안 천천히 진화해왔다. 약 4만 년 전 빙하시대가 끝날 무렵 인류의 직계 조상이라고 할 수 있는 현생인류가 나타났다. 이들은 현대인과 거의 같은 신체적 특징을 갖고 있으며 지능 또한 크게 다를 바가 없었다. 도구를 만들 줄 알았으며 활과 화살 같은 무기도 발명해서 더 이상 맨몸으로 짐승과 싸우지 않아도 되었다. 심지어 동굴 벽에 훌륭한 솜씨로 그림도 그려 넣었다.

그러나 이런 진화의 과정에서도 오랜 시간 동안 인류를 두렵게 만든 게 있었는데 먹을거리가 남아돌 만큼 풍족하지 않았다는 사실이다. 야생동물을 길들이고 농사를 짓기 시작해서 잉여생산물을 만들기 시작한 것은 1만 1,000년이 채 되지 않았다. 식량을 찾아 먼 거리를 이동하면서 살던 인류가 농경과 목축을 배움으로써 정착해서 살게 되었다. 마을을 이루고 농사를 지었으며 야생동물을 길들였다. 계절의 순환과 별들의 운행을 탐구했고 인간의 운명을 신탁이라는 이름으로 받아들이기도 했다.

어떻게 동물들에 비해 신체적으로 나약했던 인간이 끈질기게 살아남아 최강자가 될 수 있었던 것일까? 턱없이 약하지만 놀랄 만큼 환경에 적응하는 몸으로 진화해온 덕분일 것이다. 인간의 대사체계는 가혹한 굶주림에 따른 긴 공복과 추위에 적응하도록 진화됐다. 인간이 매일 자연 속에서 맞닥뜨리는 위기를 극복하고 생존의 길을 찾아내는 데 1등 공신이었다. 그런데 언제부터인가 요지부동이던 이 시스템이 흔들리고 있다. '먹은 만큼 움직이며 건강을 유지한다.'라는 공고한 시스템이 위협받고 있다.

현대의 풍요로움이 삶을 병들게 한다

의학이 발달하고 인간의 수명이 길어지며 현실적으로 '백세시대'가 눈앞에 펼쳐졌다. 지금 우리는 그 어느 때보다 편함과 풍요로움을 누리고 있다. 인류 최대의 호황기라고 해도 과언이 아니다. 그런데 동시에 그 어느 시대에도 경험한 적이 없었던 난제에 부딪히고 있다. 몸은 편해지고 생활은 풍요로워졌지만 놀랍게도 노화가 급속하게 당겨지고 있는 것이다. 지척에 먹을 것이 널려 있고 손가락 하나면 집까지 배달되는 편리한 환경일수록 노화가 빠르게 진행되는 이 불가사의한 역설을 과연 어떻게 이해해야 할까?

우리가 살고 있는 시대를 한마디로 표현하면 '가속노화의 시대'라고 말할 수 있다. 말 그대로 노화의 속도가 비정상적으로 빨라지고 있는 것이다. 몸의 생체 리듬에 따라 자연스럽게 노화의 과정을 거치지 않고 단시간에 빠르게 늙어갈 때 치러야 하는 대가는 생각보다 크다. 가속노화는 단지 급속도로 늙는 것만을 의미하지 않는다. 화불단행禍不單行. 불행은 홀로 오지 않는다는 말처럼 신체 노화는 각종 질병을 군대처럼 몰고 온다.

가속노화가 몰고 오는 질병을 병원에 가서 치료받으면 금방 낫는 가벼운 신체적 질병이라고 생각하면 오산이다. 가속노화가 무서운 이유는 '보이는 방식'으로 삶의 질을 떨어뜨리는 게 아니라 겉으로는 풍요롭고 안락함을 제공하는 척하면서 육체적 정신적 심리적으로 삶을 부숴버리기 때문이다. 우리의 몸은 하루아침에 만들어진 것이 아니다. 오랜 시간 동안 환경과의 조화로움 속에서 빚어진 조화의 산물이다. 실제로 몇만 년 전 인간의 몸이나 지금 현대인의 몸이나 신체를 이루고 있는 살과 뼈와 피는 물론 근육과 내장에 이르기까지 거의 변한 것이 없다. 먹고 씹고 소화하고 배설하는 행위는 더 말할 것도 없다.

그런데 무엇이 현대를 가속노화의 시대로 만든 것일까? 크게 보면 생활습관의 변화인데 그중에서도 핵심을 이루는 것은 '음식'이다. 배가 고프지 않아도 혀를 만족시키기 위해 먹거나 과도할 정도로 많이 먹는다. 문제는 급격하게 이뤄진 음식문화의 변화와 달리 우리 몸의 대사체계는 초기 세팅 그대로 크게 변하지 않았다는 점이다. 지나치게 많은 음식과 가공식품을 먹고도 건강에 해롭지 않으려면 그만큼 에너지로 소비해야 하는데 현대인의 몸은 4만 년 전의 호모사피엔스와 크게 다를 게 없다.

가공식품 속 당독소가 노화를 앞당긴다

현대인들이 잘 먹기 시작한 것은 100년이 채 되지 않았다. 우리나라만 하더라도 1970년대까지 '보릿고개'라고 불리던 춘궁기春窮期가 있었다. 심지어 흉년이 들면 굶어 죽는 사람들도 있었다. 먹을 것이 넘쳐나고 음식물 쓰레기가 골칫덩이인데 무슨 소리인가 싶은 사람도 있을 것이다. 하지만 식량난을 해결하는 일은 국가의 중대사 중의 하나였다. 이것은 우리나라만의 문제는 아니었다. 가뭄이나 장마에 강하면서도 생산성이 높은 품종을 개량하고 대체 음식을 개발하는 일은 전 세계적으로 중요한 이슈였다.

이 과정에서 나온 음식이 가공식품이다. 가공식품은 보관과 유통에 혁명을 불러일으켰지만 마냥 환영할 일만은 아니다. 빛이 강하면 그림자가 짙어지는 것처럼 편리성에 지불해야 하는 대가는 무시무시할 정도로 크다. 가공식품의 폐해에 대해서는 반드시 주목해야 한다. 현대인들이 심각할 정도로 대사체계에 혼란을 겪고 가속노화를 염려하게 된 원인 중 하나가 바로 가공식품이기 때문이다. 가공식품은 식품 원료에 식품첨가물을 첨가하거나, 식품의 원형을 알아볼 수 없을 정도로 분쇄하고 절단해서 변형시키거나, 변형된 식품을 혼합해서 제조하고 가공하고 포장한 것을 말한다. 대량생산이 가능하고 원재료의 특성을 살리면서도 값이 싸고 운송과 보관이 편리한데다 조리까지 간편해서 현대인의 주요 먹을거리로 빠르게 자리잡았다.

가공식품은 가공한 정도에 따라 최소가공식품, 가공식품, 초가공식품으로 나뉜다. 최소가공식품은 말리거나 갈거나 굽거나 얼리거나 끓이거나 저온 살균한 식품이다. 예를 들면 냉동 과일, 말린 채소, 저온살균 우유, 100퍼센트 과일주스 등이 해당된다. 가공식품은 음식을 오래 보존하거나 맛을 강하게 하기 위해 몇 가지 요소를 혼합해 가공한 식품이다. 훈제한 생선, 말린 육포, 베이컨, 시럽, 맥주 등이 여기에 속한다. 초가공식품은 가공 과정을 가장 많이 거친 식품으로 기계식으로 제조한 빵, 과자, 시리얼, 소시지, 통조림 등 우리가 알고 있는 거의 모든 가공식품이라고 볼 수 있다.

가공식품은 빨리 부패하지 않고 조리 방법도 간단하다는 장점 때문에 바쁜 현대인에게 최적화된 간식이나 식사로 애용되고 있다. 하지만 가공 과정에서 비타민과 무기질 등의 영양소가 파괴되는 반면 칼로리는 높아지고 보존료, 발색제, 조미료 등 식품첨가물이 많이 들어간다. 가공식품이 가속노화의 모든 원인이라고 말하기는 어렵지만 상당히 많은 지분을 가진 것은 사실이다. 제조 과정에서 가속노화의 핵심이라고 할 수 있는 것이 만들어지기 때문이다. 바로 당독소glycotoxin다.

당독소 축적에 따라 가속노화가 된다

당독소는 포도당, 과당과 같은 환원당과 단백질, 지방, DNA 등에 있는 아민기가 화학적으로 반응 결합하여 생기는 물질로 식품을 요리할 때나 생체 내 그리고 장내 세균의 대사 과정에서 만들어지는 물질을 총칭하는 것이다. '최종당화산물AGEs, Advanced Glycation Endproducts'이라고도 불리며 탄수화물과 단백질이 혈관을 통해 세포에 전달되지 못하고 남을 때 생기는 대사산물이다. 당뇨 환자들은 당화혈색소 수치를 혈당 관리의 지표로 여긴다. 바로 이 당화혈색소가 적혈구에 붙은 당화산물의 정도를 보는 것이다. 평균적으로 당화혈색소 수치가 높은 사람에게 당독소 검사를 해보면 그 수치도 만만치 않다.

당독소가 혈액이나 조직에 축적되면 우리 몸에 교란이 일어나 과도한 염증 반응을 일으키고 심혈관 질환, 당뇨, 암 등과 같은 만성 질환을 유발한다. 그뿐만 아니라 백내장, 황반변성, 녹내장, 제3신경통, 치주질환, 역류성식도염, 위무력증, 수전증 등에도 영향을 미친다. 당독소의 해로움이 신체적 영향에만 해당되는 것은 아니다. 우울증을 심화시키고 불안을 높이며 학습능력을 떨어뜨리는 등 심리적 정신적 인지적 문제와도 연관이 깊다. 당독소라는 단어에 '독소, 독성물질'이라는 의미의 'toxin'이 포함된 것은 과장된 표현이 아니라 정직한 용어인 셈이다. 당독소는 말 그대로 독소다.

"우리가 먹은 음식이 몸속에서 독으로 변한다고?"

깜짝 놀랄 수도 있지만 당독소가 쌓이면 실제로 몸이 망가지는 것도 사실이다. 당독소가 생기는 과정은 크게 두 가지로 나누어볼 수 있다. 첫 번째는 '열을 가할 때' 생성된다. 수분이 없거나 적은 상

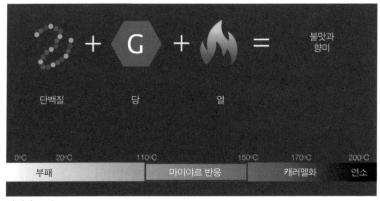

마이야르 반응

태에서 요리하는 환경에서 더 잘 생기는 특징이 있다. 특히 당과 단백질이 존재하는 음식물을 140도 이상의 높은 온도로 요리할 때 많이 발생한다. 생고기를 구우면 진한 노란색 혹은 갈색으로 변하는데 이것을 '마이야르 반응Maillard reacion'이라고 한다. 노릇노릇하게 구운 고기와 이제 막 오븐에서 나온 갈색 빵과 쿠키 등 입에 침이 고이는 풍미와 갈변 현상은 모두 마이야르 반응에 따른 것이다. 특히 식품을 120도 이상의 고온 건조한 환경에서 조리할 때 당독소는 증가한다. 고기를 삶아서 먹을 때보다 굽거나 튀길 때 100배 이상 높아진다. 즉 굽고 튀기고 볶은 음식을 지나치게 많이 먹는 것은 작정하고 당독소를 먹어서 몸에 쌓아두겠다는 것과 다름없다.

두 번째는 '체내에 남아도는 잉여에너지'에서 만들어진다. 탄수화물이나 당을 몸이 필요로 하는 만큼 먹는 것을 넘어 과도하게 섭취할 경우, 쓰이고 남은 당이 혈액, 조직의 단백질, 지방, DNA 등과 만나 반응하면서 당독소를 만든다. 탄수화물 자체는 당독소가 높지 않지만 몸속에 들어오는 순간 혈당 곡선이 올라가기 시작한다. 혈

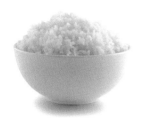
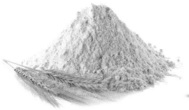
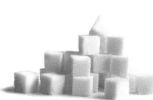

백미, 밀가루, 설탕을 건강을 위협하는 '악마의 하얀 가루'라고 부르는 것도 당독소를 많이 만드는 식품이기 때문이다.

당이 높아진다는 것은 당독소 또한 많이 만들어진다는 뜻이다. 백미, 밀가루, 설탕을 건강을 위협하는 '악마의 하얀 가루'라고 부르는 것도 당독소를 많이 만드는 식품이기 때문이다.

먹고 남은 에너지가 당독소로 전환되면 우리 몸에 나쁜 짓을 하기 시작한다. 우선 신체 조직을 구성하는 단백질과 지방의 특성을 변화시킨다. 우리 몸은 피부부터 각종 기관까지 말랑말랑해야 정상이다. 갓 태어난 아기가 얼마나 유연하고 말랑말랑한지 생각해보자. 피부는 보드랍고 배는 말캉하다. 어느 한 군데 딱딱한 곳이라곤 찾아보기 어렵다. 그러나 나이가 들수록 피부는 거칠어지고 배를 눌러보면 내장이 돌처럼 굳어 있는 듯 딱딱하다.

당독소의 특징 중의 하나는 조직을 딱딱하게 경화시키는 것이다. 예를 들어 간염에서 간섬유화로 병이 진행되는 과정에서 간경화로 넘어간다. 이때 당독소가 간의 경화를 일으키는 핵심 원인이 된다. 질병은 물론 나이듦에 따라 조직에 탄력이 줄어들고 건조해지며 주름이 깊어지는 이유도 몸속에 당독소도 많이 쌓였기 때문이다. 시간이 노화에 이르는 게 하는 게 아니라 당독소가 쌓인 정도에 따라 노화에 이른다고 해야 할 것이다.

2
현대 사회가 당독소를 권한다

먹고 남은 에너지가 노화를 만든다

일본의 오키나와현은 장수마을로 유명하다. 세계보건기구WHO에서는 오키나와를 '세계 최고의 장수촌'으로 선정하기도 했다. 왜 오키나와 주민들은 오랫동안 건강하게 사는 것일까? 깨끗한 공기를 마시고 사회적 스트레스를 덜 받는 환경도 중요하게 작용하지만 식탁을 살펴보면 아주 심플하다. 과당, 정제 탄수화물, 튀기거나 구워서 당독소가 많이 나오는 음식들과는 거리가 멀다. 생채식을 중심으로 먹는 간소하고 담백한 식단이다.

"그럼 뭘 먹고 살아요? 풀만 뜯어 먹고 살아야 하나요?"

생채식 중심의 식사를 말하면 듣는 사람들의 반응은 대개 비슷하다. 마치 세상의 모든 기쁨이 다 사라진 것처럼 슬픈 눈빛으로 고개를 흔든다. 화를 내는 사람들도 있다. 아무리 몸에 좋아도 맛있는 것은 포기할 수 없다고 강경하게 말하는 사람들도 있다. 무조건 먹지 말라는 말이 아니다. 먹는 낙을 빼앗긴다고 생각하기 전에 같은

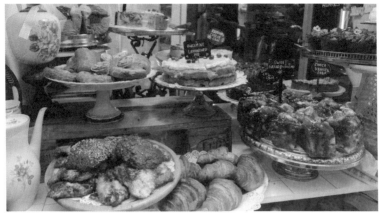

우리가 빵집을 지날 때 갓 구운 빵에서 풍겨오는 '먹고 싶다'라고 느끼는 그 냄새가 바로 당독소의 맛과 향이다.

양을 먹더라도 '에너지 형성은 안 되면서 혈당만 빨리 올리는' 해로운 먹을거리를 되돌아보자는 뜻이다.

　최근엔 어디를 가도 맛집이 눈에 띈다. 일하는 곳이나 주거지에서 10분 내지 20분 정도만 산책해도 맛있는 냄새에 사로잡힌다. 새로운 메뉴를 개발해서 내놓는 음식점뿐만 아니라 카페, 베이커리, 심지어 편의점에서도 '신상 메뉴'를 내걸고 사람들을 유혹한다. 겉바속촉, 단짠단짠을 찾는 행렬은 점점 늘어나고 독특한 식감과 맛을 추구하는 먹방 유튜버의 조회 수는 다른 카테고리 영상에 비하면 비교도 안 될 만큼 높다. 그만큼 당독소가 많이 들어 있는 음식도 많아졌다. '당독소 권하는 사회'가 되었다고 해도 과언이 아닌 듯하다. 우리가 빵집을 지날 때 갓 구운 빵에서 풍겨오는 '먹고 싶다'라고 느끼는 그 냄새가 바로 당독소의 맛과 향이다. 굽고 볶고 튀기고 수분을 빼내 바삭바삭한 식감을 만드는 전 과정이 당독소를 만드는 것이다. 빵, 떡, 국수, 라면, 인스턴트커피 등 어제도 먹었고 오늘도 먹는 이 음식들은 먹는 순간부터 빠르게 소화되어 혈당을 급격하게 올린다.

우리 몸이 영양소를 공급받고 소비하는 과정을 컨베이어 벨트에 비유해보자. 영양소들이 혈당을 올리는 과정은 컨베이어 벨트에 처음부터 내용물을 과다하게 투입하는 것과 같다. 늘어난 내용물의 양에 맞춰 돌아가는 벨트의 속도가 빨라지면 당장은 생산라인에 차질이 생기지 않는다. 그러나 과도하게 들어오는 내용물의 속도를 벨트의 속도가 따라가지 못하면 어떻게 될까? 벨트가 처리하지 못하는 내용물은 떨어지고 으깨지고 부서지고 뒤섞이며 생산라인 전체에 문제를 일으킬 것이다. 몸속에 들어오는 음식의 양보다 적게 움직이면 에너지 과잉이 생기고 이것이 몸에 문제를 만드는 것이다.

벨트의 속도를 높이면 되지 않느냐고? 우리 몸의 생산라인 수와 속도는 진화의 산물이다. 구석기 시대부터 어느 정도 정해져 있기에 벨트의 속도를 올리는 것에는 한계가 있다. 고칼로리 음식을 먹는 식습관을 갖고 있다면 운동을 아무리 열심히 한다고 해도 무차별적으로 들어오는 내용물을 감당하기 어렵다. 벨트의 속도를 조절할 수 없으니 들어오는 내용물의 양을 조절해야 한다. 대사 시스템을 바꾸는 노력도 필요하지만 그보다 더 중요한 것은 음식의 양과 질이다. 가공식품을 많이 먹거나 활동량보다 과도하게 먹는 식습관은 생산라인에 문제를 일으키고 몸을 쉽게 지치게 한다.

우리 몸이 망가지고 노화가 빨라지는 근본적인 이유 중의 하나는 먹고 남은 에너지가 남아돌기 때문이다. 젊을 때는 활동량이 많아서 먹은 것을 모두 소진하지만 나이가 들면 같은 양을 먹어도 에너지 전환이 동일하게 이루어지지 않는다. 100을 먹었는데 에너지로

70만 쓴다면 나머지 30은 어떻게 될까? 그냥 사라질까? 아니면 은행에 보관해둔 적금처럼 소중한 양질의 에너지로 저축될까? 절대 그렇지 않다. 사용되지 않은 영양분은 내 몸 어딘가에 처리되지 않은 음식물 쓰레기처럼 쌓일 뿐이다.

"먹는 것을 너무 좋아하는데 어떻게 해야 할까요?"

이 질문에 대한 답은 물리법칙처럼 심플하다. 무거운 돌을 위에서 던지면 아래로 떨어진다. 물에 열을 가하면 수증기가 된다. 멈춰 있는 물체에 힘을 가하면 움직인다. 먹는 것을 좋아한다면 먹은 만큼 움직이면 된다. 많이 먹었으면 그만큼 움직여서 에너지를 소비해야 하는 것이다. 그런데 그 간단한 일이 왜 어려운 일이 되는 것일까? 먹은 만큼 에너지를 소비하는 일이 생각보다 어렵기 때문이다. 구석기 시대부터 적게 먹어도 빠르게 쌓이는 시스템으로 오랫동안 살아왔기에 먹은 만큼 에너지를 소비하는 일은 쉽지 않다. 게다가 과당이 많이 들어 있는 가공식품처럼 빠른 속도로 에너지가 쌓이는 음식물도 많아졌다. 운동량이 예전과 같더라도 투입되는 에너지가 많아졌기에 잉여생산물이 생길 수밖에 없는 구조가 되는 것이다.

어떤 음식이냐가 아니라 조리법이 문제다

사실 당독소는 맛집의 문제라기보다 '조리법의 문제'다. 무엇을 먹느냐의 문제를 파고들다 보면 결국 어떻게 만들어진 음식을 먹느냐와 연관된다. 무엇을 먹느냐보다 어떻게 먹느냐가 중요한 것이다. 생채식이 건강에 좋은 이유는 열을 거의 가하지 않은 음식이기

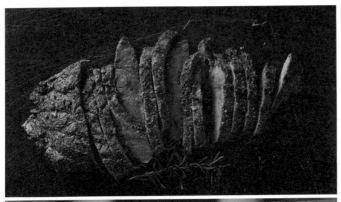

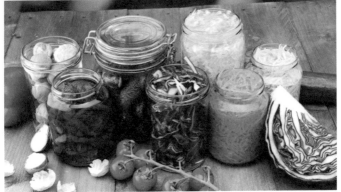

당독소는 고온에서 요리할 때 생기고 또 발효 과정에서도 생긴다.

때문이다. 그런데 우리가 주로 '맛있다'며 먹는 음식은 열에 아홉 정도는 열을 가한 음식이다. 원재료를 굽고 볶고 튀기는 것뿐만 아니라 이미 가열해서 완성된 음식을 냉동하고 포장한 밀키트를 해동해서 다시 한번 가열해서 먹는다. 혀끝을 자극하는 최고의 맛을 내기 위해서라는 이유로, 편리하다는 이유로, 이미 가공된 식자재를 다시 고온에서 가열한다. 궁극의 맛을 찾는 시각으로 보면 무엇을 먹을지 행복한 고민에 빠지는 산책로다. 하지만 건강이라는 시각으로 보면 가속노화로 가는 지름길이다. 굽고 볶고 튀기는 과정 자체

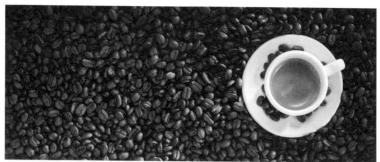

당독소 관점에서 보면 커피는 적극적으로 권하고 싶은 음식은 아니다. 커피 제조 과정을 보면 당독소가 많을 수밖에 없기 때문이다.

가 당독소를 만드는 과정이기 때문이다.

당독소와 노화가 얼마나 직접적으로 연결되어 있는지 알고 나면 깜짝 놀랄 수밖에 없다. 당독소는 음식을 조리하는 과정에서도 많이 생긴다. 수분을 빼고 고온에서 요리할 때는 물론이고 지나치게 발효할 때도 생기기 쉽다. 아마 당독소가 고온에서 요리할 때 생긴다는 것은 쉽게 이해되지만 발효 과정에서도 생긴다는 것에는 의아해하는 분들이 있을 것이다.

"발효 음식은 건강에 좋은 음식이지 않나요?"

어떤 측면에선 건강에 도움이 되기도 한다. 그러나 발효식품이 만들어지는 과정을 생각해보면 고개를 끄덕일 수밖에 없을 것이다. 예를 들어 매실 절임을 생각해보자. 설탕을 잔뜩 넣은 채로 발효시키는데 시간이 지날수록 색깔이 점점 갈색으로 변한다. 발효식품은 건강한 음식이고 많이 먹어도 괜찮다는 것을 상식처럼 여기는 듯하다. 게다가 소화가 잘된다며 친구, 친척, 이웃들에게도 나눠준다. 그러나 실상은 과도한 당분으로 인해 당독소가 많이 포함된 음식이다. 효소액이라는 발효액을 섭취하는 과정에서 설탕이 몸에 들어가 혈당을 높이고 몸속에서 또다시 당독소가 만들어진다. '맛과 정성과 건강'까지 생각하며 나눠 먹은 음식이 몸에 독이 되는 것이었다니 아이러니가 아닐 수 없다.

또 다른 예로 커피를 들 수 있다. 우리나라는 전 세계 1인당 커피 소비가 가장 많은 나라다. 커피에 대해서는 논란이 많다. 누군가는 건강에 도움이 된다고 하고 누군가는 건강에 해롭다고 하니 누구 말을 따라야 하는지 헷갈릴 때도 있다. 그러나 당독소 관점에서 보면 커피는 적극적으로 권하고 싶은 음식은 아니다. 커피 제조 과정을 보면 당독소가 많을 수밖에 없기 때문이다. 수확한 생두를 고온에서 수분이 없어질 때까지 볶으면 점점 짙은 갈색으로 변한다. 품종에 따라 원두의 맛과 향을 높이기 위해 약배전, 중배전, 강배전 등 다양한 방식으로 로스팅을 하지만 어떤 방식으로 볶든 높은 열이 가해지는 것은 사실이다. 실제로 시중의 유명한 회사 커피를 비롯해 다양한 브랜드에서 출시한 원두를 가지고 측정한 결과 제품에 따라 볶는 조건에 따라 당독소 값의 차이가 크다는 것을 확인했다. 카페인 논쟁뿐만 아니라 당독소까지 생각한다면 굳이 먹어야 하는지, 한번쯤 생각해보면 어떨까.

설탕을 많이 넣은 발효식품이나 볶아서 만드는 커피보다 더 놀라운 음식이 하나 있다. 요즘 유행이라는 탕후루다. 단맛 나는 과일에 설탕을 녹여 만든 시럽을 묻혀 코팅까지 하다니! 당독소에게 "날 제발 잡아먹으세요!"라고 몸을 내주는 것과 다름없다. 최근 과일들은 당도가 너무 높아 과일 섭취를 크게 권장하지 않는다. 특히 염증, 대사질환, 암, 퇴행성질환 등이 있다면 더욱 조심해야 한다. 탕후루는 끓여서 녹인 고농도의 설탕을 과일에 코팅하여 맛을 극대화하고 미각을 만족시킨다. 이런 음식을 풍요로운 식문화라고 보는 사람들도 있겠지만 알록달록 반들반들 빛나는 탕후루가 내 눈엔 당독소 권하는 사회 문화를 단적으로 보여주는 불길한 상징처럼 보일 뿐이다.

젊은 나이에 인공눈물과 파스를 달고 산다면, 일상적으로 진통제를 자주 찾는다면, 시시때때로 염증과 열증에 시달린다면, 내 몸이 왜 이렇게 아픈가에 대한 근본적인 질문이 필요하다. 임시방편으로 통증을 없애는 일만 생각할 게 아니라 노화를 가속시키고 질병을 부르고 있다는 성찰이 필요한 것이다. 당독소를 적극적으로 권장하는 사회에서 우리 모두 당독소의 유혹에서 건강과 젊음을 지키기가 어렵다는 생각이 든다. 이럴수록 내 몸을 지키는 것은 나 자신이라는 것을 잊지 않아야 할 것이다.

먹고 남은 영양소가 몸을 망친다

우리 몸은 탄수화물, 지방, 단백질이 들어오면 ATP를 만든다. ATP는 아데노신 3인산Adenosine Triphosphate의 약자인데 우리에게 필요한 모든 에너지를 말한다. 우리가 살아가려면 ATP가 필요하다. 생각하고 움직이고 판단을 내리고 집중하고 관계를 맺고 자녀를 키우고 직업을 갖는 등 모든 생존 활동에 사용된다. 반드시 몸에서 ATP가 생성되어야 하는 것이다. ATP는 몸에서 필요한 것을 교환하는 돈, 즉 '에너지 화폐'라고 할 수 있다.

우리 몸을 거대한 사회라고 생각해보자. 한 사회가 활기차게 운영되려면 생산과 소비가 원활해야 한다. 가장 가까운 생필품을 떠올려보자. 옷도 필요하고 물과 음식도 필요하다. 우리에게 필요한

ATP는 어디에 사용되는가?

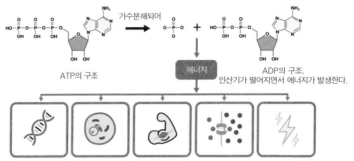

ATP의 구조

가수분해되어

에너지

ADP의 구조.
인산기가 떨어지면서 에너지가 발생한다.

이 에너지는 모든 세포의 발생 대사에 필요한 물질의 합성과 유전물질의 합성,
근육의 움직임, 물질의 이동, 전기적 신호 발생 등에 필수적이다.

에너지 대사

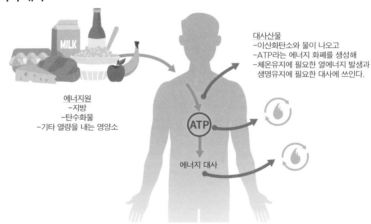

에너지원
-지방
-탄수화물
-기타 열량을 내는 영양소

ATP

에너지 대사

대사산물
-이산화탄소와 물이 나오고
-ATP라는 에너지 화폐를 생성해
-체온유지에 필요한 열에너지 발생과
 생명유지에 필요한 대사에 쓰인다.

것을 만드는 가게가 바로 '장기들'이다. 원하는 물건을 사려면 돈으로 값을 치러야 한다. 걷고 뛰고 달리고 먹고 생각하고 판단하고 집중하는 등 어떤 활동을 하려면 에너지가 필요하다. ATP라는 화폐를 지불해야 근육이 움직이고, 위가 소화를 시키고, 뇌가 이해한다.

다른 돈은 받지 않는다. 물물 교환도 안 된다. 반드시 ATP 형태여야 대사 시스템이 돌아간다. 필요한 것을 얻기 위해 우리 몸은 ATP

라는 화폐를 만드는데, 마치 컨베이어 벨트 생산라인과 같다. 처음 에너지원을 투입하면, 벨트의 구간마다 각자 맡은 바에 따라 에너지원을 가공한다. 동전을 만들기 위해 구리를 녹이고 무게를 맞추고 양각 인쇄를 하는 과정이라고 볼 수 있다. 그러고 나면 최종 생산물인 ATP가 생산된다.

근육은 우리 몸에서 ATP를 가장 많이 만드는 기관이다. 몸의 근육이 튼튼하게 자리잡고 있으면 에너지 섭취와 사용 사이의 균형을 유지하는 데 도움이 된다. 들어오고 나오는 것이 적절하면 괜찮지만 에너지 섭취가 에너지 소비보다 훨씬 많다면 몸은 에너지를 저장할 수밖에 없다. 현실의 삶에서 지출보다 수입이 훨씬 많다면 좋은 일이다. 그러나 에너지 화폐의 차원에서는 큰일이다. 에너지 불균형이 장기화될 경우 근육에 문제가 생겨 에너지 전환량이 떨어지기 때문이다. 근육량이 줄어들거나 근육 대사가 잘 이루어지지 않는 경우가 바로 그렇다.

근육 대사는 당독소, 염증, 활성산소가 많을 때 저하되기 쉽다. 근육에서 소모되지 못한 잉여에너지는 당독소와 지방이 된다. 근육은 활동할 때 에너지를 소모하는데 활동이 부족하거나 에너지 섭취가 너무 많으면 소모되지 않은 에너지가 쌓여서 증가된 양의 지방으로 변환되는 것이다. 이로 인해 체중이 증가하며 만성적으로 지방이 쌓이면 비만이 발생한다. 몸에 당독소가 쌓이면 근육이 잘 만들어지지 않는 반면 염증성 물질이 많아져 근육 소실이 촉진된다. 나쁜 식습관을 가진 채 나이가 들수록 당독소가 높아지고 염증지수가 높아지는 것이다. 결과적으로 근육이 줄어들고 약해져서 근골격계질환에 시달리게 된다.

인슐린 저항성

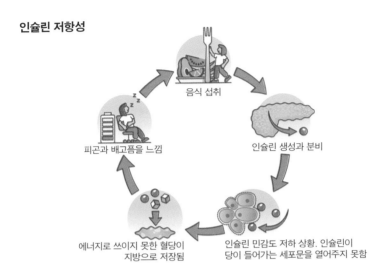

음식 섭취

인슐린 생성과 분비

인슐린 민감도 저하 상황. 인슐린이
당이 들어가는 세포문을 열어주지 못함

에너지로 쓰이지 못한 혈당이
지방으로 저장됨

피곤과 배고픔을 느낌

2형 당뇨병

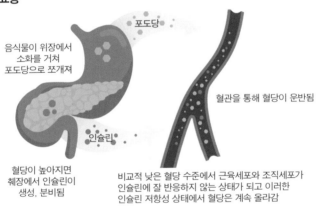

포도당

음식물이 위장에서
소화를 거쳐
포도당으로 쪼개져

혈관을 통해 혈당이 운반됨

인슐린

혈당이 높아지면
췌장에서 인슐린이
생성, 분비됨

비교적 낮은 혈당 수준에서 근육세포와 조직세포가
인슐린에 잘 반응하지 않는 상태가 되고 이러한
인슐린 저항성 상태에서 혈당은 계속 올라감

　　과하게 먹어서 미처 ATP로 전환되지 못한 채 남아돌게 된 잉여
에너지로 만들어진 당독소의 폐해는 생각보다 심각하다. 당독소는
주로 혈액 내 당 수치를 높이는 데 영향을 미친다. 장기적으로 고혈
당 수준이 유지되면서 인슐린 저항성이 발생하거나 췌장이 인슐린
을 충분히 생산하지 못하게 되면 2형 당뇨병이 발생할 수 있다. 2형

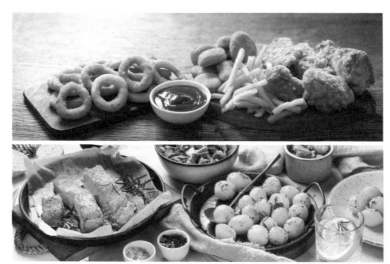
튀김이나 볶음요리를 자주 과도하게 먹다 보면 각종 질환에 시달리게 된다.

당뇨병은 고혈압, 심혈관 질환, 신장 문제 등을 유발할 수 있는 만성 질환으로 알려져 있다. 고혈당 상태가 지속되면 혈관 내벽에 손상을 주고 동맥경화, 심장 질환, 뇌졸중, 심부전 등의 심혈관 질환의 발생 위험이 증가할 수 있다.

고혈당은 신장에도 부담을 줄 수 있으며 장기적으로 신장 기능을 저하시킨다. 또한 신경에도 손상을 줄 수 있으며 그로 인해 말초 신경 손상이 발생할 수 있다. 말초 신경 손상은 손과 발의 저림, 삼킴에 어려움, 소화 문제 등을 일으킨다. 더 무서운 것은 눈의 혈관에 손상을 주어 시력 저하에 영향을 미친다는 것이다. 당뇨병성 망막병증이라는 시력을 위협하는 합병증이 발생하는 경우도 있다.

오늘 한 끼 튀김이나 볶음요리를 많이 먹은 것으로 이런 병이 생기지는 않는다. 중요한 것은 자주 과도하게 먹는 습관이다. 우리 몸은 굉장히 정직하다. 어제오늘은 괜찮을지 몰라도 10년 20년 과식하는 습관을 바꾸지 않으면 먹고 남은 영양소가 몸에 차곡차곡 쌓여 결과로 나타나는 날이 올 것이다. 그리고 '어느 날 갑자기' 드러나는 증상은 당신의 상상 이상으로 참혹할 수 있다. 잉여에너지로 인해 인슐린 저항성, 염증, 당독소가 유발되고 근육이 약해지며 신체 대사가 망가진 몸으로 살아가게 되는 것이다.

3
당독소 문제는 사회 문제다

왜 약국에서 인공눈물과 파스가 잘 팔리는가

어떤 공간에 사람이 많아지면 이산화탄소와 열이 가득 찬다. 비슷한 원리로 지방과 잉여에너지가 많아지면 우리 몸속에서도 대사열을 가두기 때문에 원치 않는 열감이나 건조감을 느끼게 된다. 이것을 '열증'이라고 부른다. 과거에는 충분히 먹지 못했기에 열증이 많지 않았다. 오히려 잘 먹지 못해서 생기는 기생충 감염이나 단백질이 부족해서 생기는 질병이나 세균 감염증이 많았다. 그러나 현대에 들어서는 열에 의한 질병인 열증을 호소하는 사람들이 늘어났다.

왜 그렇게 많은 사람이 열증을 호소하는 것일까? 크게 두 가지 이유를 들 수 있다. 스트레스와 당독소다. 첫 번째, 잦은 스트레스는 교감신경 항진을 불러와 심박수와 대사열을 증진시킨다. 스트레스 상태에서는 코르티솔과 아드레날린과 같은 호르몬이 증가한다. 이러한 호르몬의 변화는 체온 조절과 관련된 뇌와 신경 시스템에 영향을 주어 체온을 상승시킨다.

스트레스 반응

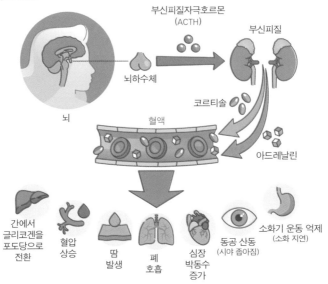

부신피질자극호르몬
(ACTH)

부신피질

뇌하수체

뇌

코르티솔

혈액

아드레날린

간에서
글리코겐을
포도당으로
전환

혈압
상승

땀
발생

폐
호흡

심장
박동수
증가

동공 산동
(시야 좁아짐)

소화기 운동 억제
(소화 지연)

당독소 반응

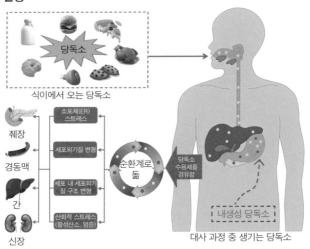

당독소

식이에서 오는 당독소

소포체(ER)
스트레스

췌장

세포외기질 변형

경동맥

세포 내 세포외기
질 구조 변형

순환계로
돎

당독소
수용체를
경유함

간

산화적 스트레스
(활성산소, 염증)

신장

내생성 당독소

대사 과정 중 생기는 당독소

두 번째, 당독소가 많은 음식을 섭취하면 몸에 지방과 잉여에너
지가 쌓이고 몸에 염증이 많아진다. 염증 때문에 직접적인 열감과

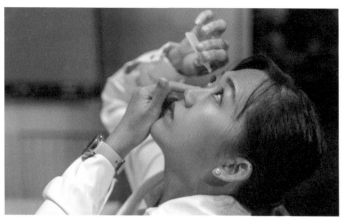
대사열이 누적되면 가장 먼저 점막이 마른다. 눈 점막이 말라 안구건조증이 생겨 하루라도 인공눈물을 넣지 않으면 건조함과 가려움에 시달린다.

건조함을 느끼는 것은 물론 우리 몸에서 수분을 저장하는 창고 역할을 하는 세포외기질ECM이 손실되는 과정에서 점막조직과 결합조직이 무너진다. 실제로 약국에 찾아오는 환자들만 살펴봐도 '눈이 뻑뻑하고' '입이 자꾸 마르고' '소화가 잘 안 된다'는 사람들이 많다. 모두 열증을 호소하는 이야기들이다.

　대사열이 누적되면 가장 먼저 점막이 마른다. 눈 점막이 말라 안구건조증이 생겨 하루라도 인공눈물을 넣지 않으면 건조함과 가려움에 시달린다. 근육을 싸고 있는 인대와 연골 등의 점막이 말라서 졸아붙는 상태가 되면 조금만 무리해도 근육에 무리가 간다. 통증을 견디기 어려워 파스를 몸에서 뗄 수 없게 되는 것이다. 소화불량이 생기거나 눈과 목 등에서 건조감도 쉽게 느낀다. 폐열은 기관지 점막을 메마르게 한다. 이런 경우 열을 배출하기 위해 한숨을 잘 쉬게 되는 특징이 있다. 심열이 있으면 어지럽기 쉽고 순환장애가 오며 눈 떨림 같은 증상도 생기게 된다.

약국에서 가장 많이 팔리는 것이 인공눈물과 파스인 이유도 몸에 열증과 염증이 쌓인 사람들이 그만큼 많다는 뜻일 것이다. 당독소는 특히 지방이 뭉친 곳에 쉽게 쌓인다. 지방이 많으면 그 자체로도 염증을 잘 일으키지만 거기에 당독소까지 합세하면 염증을 빠르게 촉진하고 확산시키기 때문에 다양한 질병이 생길 위험이 크다.

사람들이 열증, 염증, 메마름증을 호소하는 근본적인 이유는 당독소와 관련이 깊다. 앞에서도 말했듯 당독소는 조리 방법의 문제와 서구화된 식습관과 연결되어 있다. 지나치게 많이 먹거나 칼로리가 높은 음식을 습관적으로 먹어 과잉 에너지가 누적되면 당독소, 활성산소, 염증이 많아진다. 정제된 탄수화물 같은 당을 필요 이상으로 많이 섭취할 때 남은 당과 찌꺼기들이 혈관과 체내의 곳곳에 쌓여 당독소가 된다. 그런데 당독소는 자연적으로 소모되지 않고 체외로 잘 배출되지도 않는다. 분해가 잘 되지 않는데다 체내에 머물면서 활성산소를 만들어내기 바쁘다.

당독소는 질환 발병의 패턴까지도 바꾸어놓았다. 과거에는 결핵, 천연두, 콜레라와 같은 감염성 질환 발병이 사회적 이슈였다면 지금은 대부분 당뇨, 류머티즘, 다발성경화증, 치매, 파킨슨과 같은 염증성, 대사성, 퇴행성 질환이 많아졌다. 현대의 음식문화가 질병의 패턴까지 바꾼 것이다. 이런 변화의 중심에 당독소가 있다.

요즘 유행하는 음식이나 가공식품을 보면 당독소가 많거나 과당과 같은 당류가 많다. 과당은 포도당보다 당독소를 10배 더 많이 만드는 것으로 알려져 있다. 과일도 과거와 비교해 당도가 높은 것으로 품종이 거의 다 바뀌었다. 일정 수준 이상의 당도가 안 나오는 과일은 시장에서 사라지는 추세다. 현대 사회가 나의 의지와 상관없이 당독소가 많은 음식을 권하거나 과당과 같은 당류가 많이 들어 있는 식품을 권하는 것이다. 그리고 이러한 현상은 앞으로 더욱 심화될 것이다. 이런 현상을 대세라고 여기며 순응해야만 하는 것일까? 우리의 혀는 고집이 세다. 어릴 때부터 맛보고 익숙해진 음식에 길들기 때문이다. 우리 몸이 이런 음식에서 행복과 만족을 느끼는 상태가 되면 더 높은 강도의 만족과 행복을 바랄 수밖에 없다. 점점 강도가 높은 식품과 음식을 찾게 되는 것이다. 이것이 바로 중독이다.

현대 사회는 당독소 중독을 권장하는 사회로 점점 변질되어 가고 있다. 우리는 그 현란함에 속아 눈치조차 채지 못하고 있다. 이런 음식문화를 찬양하는 분위기 속에서 해로움을 분간하기 어렵고 때로는 알면서도 유혹에 넘어간다. 이런 환경에서는 너도나도 다 아프니 병에 걸리는 일도 자연스럽게 여겨지고 어느 병원이 좋은지 어느 약이 효과적인지 정보를 교환하는 일에 익숙해지는 것이다. 실제 친구들이나 지인들을 만나서 나누는 대화의 내용을 잘 살펴보면 상당 부분 '어디가 어떻게 아픈지' '어느 약이 좋은지'에 대한 것이다. 예전에는 나이 든 시니어 계층에서 볼 수 있는 현상이었지만 지금은 나이가 많든 적든 상관없이 보이는 현상인 듯하다.

왜 현대인은 각종 염증과 질환에 시달리는가

아파서 병원에 간다. 그런데 병원에 다니면서 약에 의존하다가 병을 더 키우게 된다. 당뇨, 고혈압, 고지혈증과 같은 대사성질환 치료제들은 근본적인 치료제가 아니기 때문이다. 일시적으로 증상을 완화시키거나 늦추는 역할은 가능하지만 근본적인 치료는 하지 못한다. 대사질환 환자는 반드시 식이요법과 운동을 통한 치료를 병행해야 한다. 이에 대한 총체적인 이해와 개념 없이 의사가 시키는 대로만 하면 병이 나으리라 생각하다가는 약에 대한 의존성만 높이게 된다.

병원, 약국, 한의원 등 여러 치료 기관을 다니며 온갖 약을 먹고 다양한 요법을 섭렵하지만 정작 효과는 보지 못하고 돈만 낭비하는 경우가 대부분이다. 돈만 썼다면 그나마 낫다. 돌이킬 수 없는 것은 돈이 아니라 시간이다. 시작은 한 가지 병이었는데 헛되이 시간을 쓰는 동안 병이 심화되어 합병증으로 발전하는 것이다. 약을 한 주먹씩 먹는데도 통증이 낫기는커녕 점점 심해져서 삶의 질이 말 그대로 '엉망진창'이 된다.

우리가 입맛에 몸을 길들이는 순간 그 흐름을 끊기가 어려워진다. 초가공식품과 고열량식품은 즉각적인 행복과 만족감을 주지만 우리 몸의 세포들은 이것을 처리하기 위하여 비상 상태에 돌입한다. 젊어서는 대사가 활성화되어 있어 어느 정도 버텨내지만 나이가 들면 몸에서 바로 느낀다. 계속해서 유입되는 과잉 에너지를 처리하는 데 금방 한계에 부딪히는 것이다.

장에서 유해 세균을 많이 만드는 것을 시작으로 피부에 트러블이 생기고 건조해진다. 인공눈물을 넣기 시작한다는 것은 이미 열증과 건조증으로 진입했다는 신호다. 염증성 질환과 자가면역질환으로 가는 것은 시간의 문제일 뿐이다. 음식문화를 바꾸지 않고는 절대로 바꿀 수 없다. 현재까지 개발되어 있는 그 어떠한 약물로도 해결할 수 없기 때문이다. 현대사회가 음식문화의 방향성을 바꾸지 않

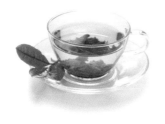
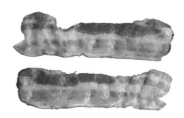

녹차의 당독소 수치를 1KU라고 하면 베이컨은 9만 2,000KU나 된다. 우리나라에서는 삼겹 살 구이가 여기에 해당되지 않을까 한다.

는 이상 우리 대부분은 아플 수밖에 없는 것이다.

그런데 이런 현상이 급속도로 퍼지게 된 이유는 무엇일까? 가장 먼저 인터넷의 발달을 손꼽을 수 있다. SNS의 발달로 음식에 대한 정보가 확산되고 서로 어디에서 무엇을 먹는지 확인하고 즐기는 일 이 원활해졌다. 또한 비밀처럼 유지되던 맛과 풍미를 올리는 팁 등 요리 지식에 대한 접근도 쉬워졌다. 최근에는 1인 방송이 유행하면 서 먹방을 비롯한 새로운 음식문화가 만들어졌다. 바로 이런 현상 이 과거와 명확하게 구분되는 '시작점'이라고 본다.

이제는 동경하는 직업으로 '셰프'가 손꼽힐 정도로 음식과 요리 에 대한 관점이 달라졌다. 근사한 외모에 요리에 대한 철학을 말하 며 부와 명예를 가진 셰프들도 등장했다. 그들은 방송에 나와 감탄 을 불러일으키는 테크닉으로 보기 좋고 맛도 좋은 음식을 만들어낸 다. 맛을 극대화시키기 위해 설탕과 버터를 잔뜩 쓰고 심지어 극도 로 높은 열을 음식에 직접 가한다. '불맛'이라는 맛의 신세계가 열린 것이다. 불맛은 음식 속에 엄청난 양의 당독소를 만드는 일등 공신 이다. 게다가 당류와 만나면 극강까지 맛보게 했다. 결과적으로 당 독소가 어마어마하게 몸속에 축적되는 기현상을 만들었다. 우리 몸을 열증과 건조증으로 유도하는 기폭제 역할을 해버린 셈이다. 지금까지 음식 속 당독소의 양을 측정한 결과 중에서 최고의 빌런은 베이컨이었다. 녹차의 당독소 수치를 1KU라고 하면 베이컨은 9만 2,000KU나 된다. 우리나라에서는 삼겹살 구이가 여기에 해당되지 않을까 한다.

나는 지인들한테 고기나 술을 먹었거나 외식을 했다면 절대로 후식을 먹지 말라고 당부한다. 마지막으로 후식을 먹음으로써 우아하게 식사를 마무리하고 싶은 심정은 충분히 이해하고 공감한다. 하지만 이것이 주는 영향은 막대하다. 이미 높은 칼로리에 당독소가 충만한 음식을 과식한 상태에서 후식은 치명적인 역할을 할 수 있다. 특히 단맛 나는 과일, 가당 음료, 케이크, 유지방이 듬뿍 들어 있는 크림 등에는 대부분 과당이 많이 들어 있다. 과당은 에너지원으로 전혀 소비되지 않는다. 단지 당독소, 요산, 지방을 합성하는 데 쓰일 뿐이다. 게다가 활성산소를 많이 생성해서 미토콘드리아가 에너지를 만들거나 조직에 산소를 공급하는 일을 방해하여 대사를 왜곡시킬 수 있다. 심지어 바소프레신이라고 하는 호르몬 분비를 촉진시켜 신장을 손상시키거나 혈압을 높이는 데 일조한다.

코로나19가 한창 유행일 때 가장 취약한 계층은 나이가 많거나 당뇨와 고혈압과 같은 기저질환이 있는 사람들이었다. 이런 분들은 코로나19 후유증에도 상당히 시달리는 것을 자주 봤다. 바이러스 감염과 확산에 취약한 원인 중의 하나가 조직과 혈관의 글리코칼릭스glycocalyx 구성과 밀도의 부실화다. 글리코칼릭스는 혈관의 안쪽을 덮고 있는 세포외기질이다. 혈액의 성분들이 혈관 밖으로 누수가 되는 것을 막아주는 장벽 역할을 한다. 당뇨나 고혈압 고지혈증과 같은 기저질환이 있는 경우 글리코칼릭스 라인이 무너지기 쉽다. 글리코칼릭스가 약해지면서 혈관 내피가 드러나면 바이러스가 들러붙는 수용체들이 노출된다. 그러면서 호흡기를 통해 들어온 바이러스가 온몸으로 전파되는 출구 역할을 하게 된다.

글리코칼릭스는 바이러스가 전파되는 것을 막는 중요한 역할을 한다. 인슐린 저항성과 같은 당뇨, 고혈압, 고지혈증, 노화의 경우 글리코칼릭스가 무너지기 쉽기에 이러한 현상이 더 심하게 일어날 가능성이 높다. 혈당이 높거나 혈류의 흐름이 느려지거나 혈관 내피에 산소 공급이 잘 안 되거나 당독소가 내피세포에 침착되거나 하면 글리코칼릭스의 혈관벽 라인이 무너지면서 병증이 악화되는 것이다.

이 모든 일이 먹는 것에서 시작된다. 그런데도 대다수의 사람들이 먹을거리에 대한 정확한 인지를 못 하고 있는 것 같아 안타깝다. 소아과 병원에 가보면 코피가 자주 나서 병원을 찾는 아이들을 종종 볼 수 있다. 레이저로 혈관을 지져도 코피가 자꾸 나오는 아이들의 경우 한약을 먹이거나 다른 방법을 써 봐도 효과가 없는 경우가 많다. 사실 이유는 간단하다. 코피가 자주 나는 아이들이 좋아하는 음식이 어떤 것인지 확인해보면 쉽게 알 수 있다. 당독소가 많은 음식을 좋아하고 단 것에 집착하는 경우가 대부분이다. 혈관벽에 당독소가 들러붙어 혈관을 약하게 만들어 혈관이 찢어지면서 코피가 발생하는 것이다.

이것을 해결하려면 근본적으로 먹는 것을 바꿔야 한다. 혈관을 레이저로 지진다고 해결될 일이 아니다. 코피가 날 때마다 더 많이 더 자주 '땜빵질'을 하면 혈관을 누더기로 만드는 꼴이 될 뿐이다.

근본적으로 당독소 적은 식생활로 바꾸어주는 것이 가장 이상적이다. 하지만 현실적으로는 매우 어렵다. 아이들이 당독소가 많은 음식 맛에 길들어 있기 때문이다. 한번 정착되면 여간해서는 바꾸기가 어려운 것이 음식문화라는 점을 여실하게 느끼는 대목이다.

이렇게 코피가 나는데도 식생활 바꾸기를 거부하는 아이들은 어떻게 하면 좋을까? 당독소를 분해하는 유산균을 섭취시키는 것이 좋다. 당독소가 많은 음식을 주식으로 먹는 일을 그대로 방치하면 처음에는 코피에서 시작하더라도 나중에는 주의력결핍 과다행동장애ADHD, 아토피, 알레르기, 염증성 질환, 비만 등과 같은 질환으로 발전할 가능성이 커진다. 우리 사회가 먹을거리에 대해 심각하게 고민을 해야 하는 이유도 아이들의 신체와 정신에 심각한 영향을 미치기 때문이다.

게다가 당독소는 식탐을 유발하는 호르몬을 불러일으킨다. 탄수화물이 자꾸 생각나고 인슐린 저항성이 높아져서 살을 빼기도 어려워진다. 혈액을 타고 온몸을 돌아다니다가 무작위로 신체 조직에 붙어버린다. 그리고 어디에 붙느냐에 따라서 피부 노화, 비만, 당뇨합병증, 암, 동맥경화, 다낭성 난소증후군, 생리불순 등 여러 질병까지 발병시키기도 한다.

결국 현대인들의 질환 발생의 근본적인 원인은 식생활과 식문화이기 때문에 앞으로 당독소를 어떻게 조절해야 할지 주목해야 한다. 한 가지를 더 손꼽자면 식습관만큼 중요한 것이 바로 생활환경이다. 황사, 미세먼지, 각종 화학첨가물에 가까운 환경일수록 당독소 수치는 높아진다. 당독소는 더 이상 개인의 문제가 아니라 사회의 문제인 것이다.

당독소를 정기적으로 측정해보자

우리나라에는 당독소라는 개념이 알려진 지 얼마 되지 않는다. 하지만 해외에서는 오래전부터 당독소에 대한 인식이 있었고 지금도 활발하게 연구가 진행 중이다. 체내 당독소 레벨을 측정하는 기기까지 개발이 완료된 상태다. 개발사는 네덜란드의 기업 다이아그놉틱스다. 유럽에서는 해당 장비를 통해 임상 실험이 진행된 것만 250건이 넘는다. 이웃 나라인 중국이나 일본만 해도 국민 연령별 당독소 분포도에 관한 기본적인 연구가 끝난 상태다. 일본은 이미 20~79세의 자국민 1만 명을 대상으로 생활습관과 당독소의 상관관계에 관한 연구를 진행했는데 사람들의 다양한 생활 패턴 중에서 흡연 여부, 수면의 질, 정신적 스트레스, 아침 식사 여부, 단 음식이나 기름진 음식 섭취 여부, 폭식 혹은 소식 등의 생활습관이 피부 자가형광 측정 결과와 관련성이 있다는 연구 결과를 밝혔다. 우리나라의 경우 자신 있게 이렇다 할 연구 결과가 아직 나오지 않아 아쉽다. 우리나라에서도 당독소 연구가 활발해지고 의미 있는 결과가 많이 나오기를 바란다.

당독소 검사의 정식 명칭은 '비침습적 최종당화산물 측정검사'이다. 당독소 리더기는 채혈하지 않고 팔을 기기에 가져다 대는 것으로 당독소를 측정한다. 신기한 것은 이 기기가 당독소뿐만 아니라 당뇨합병증을 포함한 다양한 질병을 진단할 때도 사용된다는 것이다. 체내 당독소가 얼마만큼 쌓였느냐가 여러 가지 질병의 상태를 좌지우지한다는 것이다. 이 정도면 '당독소 합병증'이라고 불러야 하지 않을까 하는 생각조차 든다.

당독소 측정기의 원리는 형광 측정 방식이다. 당독소 중에는 펜토

시딘pentosidine이라는 형광물질이 있는데 빛을 비추면 발광하는 특징을 갖고 있다. 피부 밑에 있는 콜라겐에 특정한 빛 파장을 쏘면 당독소가 붙어 있는 만큼 형광물질이 발광한다. 발광하는 물질의 양을 통해 체내 당독소 분포 정도를 알 수 있는 것이다. 측정기는 숫자로 당독소의 레벨을 나타낸다. 당뇨가 있는 상태에서 당독소 측정 레벨이 2.5~2.7 정도라면 미세혈관 합병증의 위험이 있다. 레벨이 2.7~3.0 사이인 경우에는 거대혈관 합병증으로 발전할 수 있다. 3.0을 넘어가면 미세혈관, 거대혈관 할 것 없이 종합적으로 합병증 증상이 생긴다. 1년 안에 사망할 확률이 38퍼센트에 이르고 5년 안에 사망할 확률은 그보다 훨씬 높다.

당독소 예방을 위해 가장 좋은 것은 2개월에 한 번씩 당독소를 정기적으로 측정하는 것이다. 생활 패턴이 건강한지 아닌지 알 수 있고 식습관과 생활습관까지 돌아볼 수 있기 때문이다. 당독소 레벨이 일정 수치 이상 올라가면 건강에 악영향을 끼치기 때문에 당독소 레벨을 체크하면서 당독소를 낮추는 식이요법을 진행하는 것이 좋다. 콜레스테롤이나 혈압을 측정하듯이 당독소 역시 꾸준한 측정이 필요하다.

당독소 측정기는 국내 일부 병원에서는 보유하고 있기도 하지만, 국내에 원활하게 보급되어 있지 않은 상태다. 현재는 마음먹고 당독소를 측정하려고 해도 측정하기가 어려운 것이 현실이지만 당독소에 대한 관심이 높아지는 만큼 차츰 이런 현황도 개선되리라고 생각한다.

4
편하게 살면 빠르게 늙는다

당독소는 중독되기 쉽고 탐닉하게 한다

우리는 행복을 추구하며 살아간다. 친구를 만나고 연애를 하고 반려동물을 키우고 맛있는 것을 먹고 여행을 떠난다. 흥미로운 책을 읽고 영화를 보고 그림을 감상하고 음악을 들으며 무엇이 나를 즐겁게 하고 언제 내가 기쁨을 느끼는지 탐색한다. 크든 작든 자기만의 방식으로 욕구를 충족시키며 삶의 긍정성에 마음과 몸을 활짝 열고 오늘보다 나은 내일을 꿈꾼다.

반면 휴대폰만 열어도 쏟아지는 타인의 일상에 무방비한 상태로 노출된다. 온갖 SNS 플랫폼에서 쏟아지는 기사를 접하며 선망하는 셀럽의 화려한 생활을 부러워하기도 전에 또 다른 셀럽의 삶에 눈길을 빼앗긴다. 누구는 어떤 투자를 해서 얼마를 벌었다는 근거 없는 소문에 휘둘리며 상대적 박탈감에 고통받는다. 아무리 노력해도 가닿을 수 없는 그들만의 리그에 나 혼자 뒤처졌다는 좌절감을 잊어보려고 자극을 추구하지만 마음 가득 남는 것은 공허뿐이다. 빛

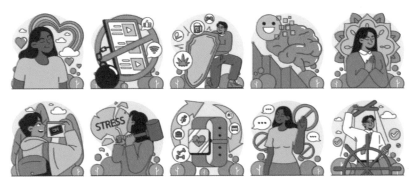

현대인은 도파민 단식이 필요하다.

나는 무언가를 손에 넣었다고 생각한 순간 그것은 찰나의 반짝임이었을 뿐 순식간에 사라지고 만다. 또 다른 자극을 찾아 나서지만 결국 만나는 것은 또 한 번의 공허감이다.

자극을 추구하고 자극이 사라지면 공허감을 느끼는 것. 어디에서 많이 본 게 아닌가? 세간을 떠들썩하게 했던 젊은 배우의 뇌에서도 나타났던 증상일 것이다. 영화나 드라마에서 흔히 마약중독자로 표현되는 사람들의 삶이 이렇다. 실제 마약중독자의 뇌를 살펴봐도 증세는 같다고 한다. 그런데 이런 일이 마약 같은 심각한 약물에 찌든 사람들에게만 나타나는 현상일까? 휴대폰을 집에 두고 나왔거나 잠시라도 잊어버렸을 때 불안을 느껴본 적이 있을 것이다.

휴대폰이 스마트폰으로 바뀌면서 이 현상은 더욱 심해졌다. '손 안의 작은 컴퓨터'라고도 불리는 스마트폰은 은행 업무, 쇼핑, 운동, 메신저, 전화통화 등 일상의 편리함부터 재미있는 동영상을 보는 일에 이르기까지 현대인의 필수품이 되어버렸다. 스마트폰이 제공하는 만족감은 상상을 초월한다. 터치 한 번으로 즉각적인 만족감을 얻는 데 익숙해지기 때문이다. 로딩 시간이 3초 이상일 때 느긋

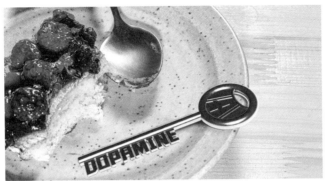

당독소는 도파민 수용체를 자극하기 때문에 중독이 되기 쉽고 탐닉을 일으킨다.

하게 기다릴 수 있다고 장담할 수 있는가? 3분도 아니고 불과 3초인데도 길게 느껴져서 짜증과 초조함을 느낄 것이다.

당독소는 도파민 수용체를 자극하기 때문에 중독이 되기 쉽고 탐닉을 일으킨다. 끝없는 자극 추구와 즉각적인 보상 체계는 뇌의 도파민을 과도하게 활성화시켜 자제력을 약화시킨다. 당독소가 높은 음식들은 쉽게 중독되는 특성이 있다. '아는 맛이라 더 맛있는 맛'에 대한 갈망을 불러일으킨다. 당독소 자체가 마약처럼 중독성을 강화시키는 것이다. 이것은 단지 비유적인 표현이 아니다. 당독소가 중추신경계를 자극하여 탐닉하게 만들고 대사질환과 퇴행성질환 발병의 실마리를 제공한다는 내용의 연구가 유명 저널에 발표되었다.

중독은 시간이 지날수록 더 빨리 더 강한 것을 요구한다. 매운맛에 중독될수록 더 매운맛을 찾게 되고 단맛에 중독될수록 더 단맛에 탐닉하게 되는 것과 비슷하다. 불편함을 피하고 편함을 추구하는 것이 인간의 욕망임에는 틀림없다. 그러나 지나치게 편리함을 추구하는 속성에 길들면 몸에 만병을 불러들이는 것과 같다. 전자

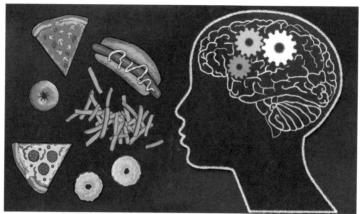

당독소가 높은 음식들은 쉽게 중독되는 특성이 있다. '아는 맛이라 더 맛있는 맛'에 대한 갈망을 불러일으킨다.

레인지와 에어프라이기의 버튼만 누르면 한 끼를 간편하게 때울 수 있는 가공식품은 먹기에는 편할지 몰라도 건강에 좋은 음식이라고 자신 있게 말할 수는 없을 것이다.

현대 문명의 식단은 편리함을 극대화시키는 방향으로 발전해왔다. 하지만 이면의 어둠 속에 건강한 몸과 마음을 볼모로 잡고 있는 것인지도 모른다. 빌딩이 높을수록 그림자 또한 길어지는 것처럼. 편한 삶의 이면에는 가속노화가 이자처럼 붙는다는 사실을 잊지 않아야 할 것이다.

당독소로 폭탄 맞은 식단부터 바꾸자

우리 민족은 유난히 밥심을 강조해왔다. "한국인은 밥심으로 산다." "끼니는 든든히 챙겨먹어야 한다." "밥은 생각으로 먹는 게 아니라 때 되면 먹는 것이다." 등의 말을 들어본 적이 있을 것이다. 더

마이야르 반응

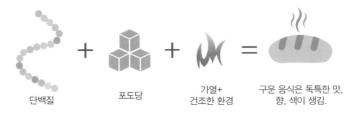

단백질 + 포도당 + 가열+ 건조한 환경 = 구운 음식은 독특한 맛, 향, 색이 생김.

는 굶지 않는 상황이 되었는데도 일단 음식은 먹고 봐야 한다는 정서가 남아 있다. 이 말이 맞던 때가 있었다. 먹을 것이 부족해 사람들이 영양실조에 걸리고 심하면 아사까지 할 정도로 굶던 때에서 벗어난 지 100년도 되지 않았다.

지금은 먹을 게 넘쳐나는 시대로 바뀌었는데도 여전히 한 끼라도 굶으면 큰일나는 것처럼 생각하는 사람들이 많다. 시대가 변하는데 식단이 변하지 않는 것 또한 당독소가 만들어지는 원인 중 하나다. 당독소라는 명칭의 유래는 단당류를 연구하는 과정에서 마이야르 반응이 일어나고 당독소가 만들어진다는 이론이 정립되기 시작하면서 '당화'라는 용어를 사용하다가 당 유래의 독소 개념에서 일반 명칭으로 당독소라는 용어가 탄생했다. 이름 때문인지 당독소를 당에서 만들어지는 독소로 알고 있는데 연구해보니 실상은 지방에서 당독소가 훨씬 더 잘 만들어진다는 사실이 최근에 확인되었다.

당독소는 지방 중에서도 특히 우리가 좋은 지방이라고 생각하는 불포화지방산에서 잘 만들어진다. 오래된 들기름의 냄새를 맡아보면 기분 나쁜 냄새가 나는데 이것을 '쩐 내 난다'고 한다. '쩐 내'를 화학적으로 풀이하면 불포화지방산이 활성산소에 의해 분해되어 저분자의 알데하이드라고 하는 독성물질로 변형된 것이다. 그런데 이런 현상이 우리 몸에서도 동일하게 일어난다면 믿을 수 있는가? 우리 몸의 세포막은 불포화지방산으로 만들어져 있는데 활성산소가 많거나 염증이 생기면 세포막에 있는 불포화지방산이 분해되어 독소가 만들어질 수 있다.

포화지방산도 당독소를 만드는 데 중요한 역할을 한다. 예를 들면 저탄고지와 같은 다이어트를 할 때 음식을 통해 유입된 지방과 내 몸속에 있는 지방이 분해되면서 중간 대사체가 많이 만들어진다. 이 중간 대사체는 ATP라고 하는 에너지로 전환이 될 수도 있고 에너지로 전환이 안 될 때 케톤체라는 저분자물질과 당독소로 변환된다.

저탄고지의 시조인 앳킨스 다이어트는 원래 간질병과 같은 신경정신질환을 치료하는 목적으로 개발된 식이요법이었다. 이 과정에서 체중감소가 잘 이루어져 다이어트로 응용된 것이다. 앳킨스 저탄고지 식단으로 임상을 한 결과 메틸글리옥살이라고 하는 당독소 원인 물질이 2주 만에 혈중에 7배 증가하는 것으로 확인되었다. 저탄고지는 케톤체가 많이 나와야 성공한다고 말하기도 하지만 이것은 잘못된 인식이다. 케톤체가 많이 나오면 케토플루라고 하는 감기몸살과 같은 부작용이 나타나고 심하면 피부발진까지도 일어날 수 있다.

가장 완벽하고 부작용 없는 다이어트는 케톤체가 전혀 생기지 않고 지방분해 중간대사체가 오로지 ATP라고 하는 에너지로 전환될 때 지방 완전연소가 일어나 최고의 체중조절 효과를 만드는 상태라고 할 수 있다. 이런 다이어트는 에너지가 넘치고 활력이 돌며 기분마저 최상의 컨디션을 유지한다. 그야말로 최고의 다이어트다.

앳킨스 다이어트

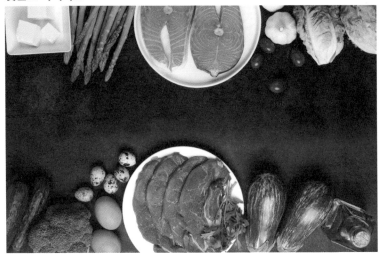

앳킨스 저탄고지 식단으로 임상을 한 결과 메틸글리옥살이라고 하는 당독소 원인 물질이 2주 만에 혈중에 7배 증가하는 것으로 확인되었다. 케톤체가 많이 나오면 케토플루라고 하는 감기몸살과 같은 부작용이 나타나고 심하면 피부발진까지도 일어날 수 있다.

지방 관련 당독소 생성의 경우를 정리해보면 세 가지다. 첫째, 포도당이 남아돌아 중성지방으로 합성되는 과정에서 당독소가 만들어진다. 둘째, 지방이 분해되는 과정에서 만들어진다. 셋째, 불포화 지방산이 활성산소에 의해 산패되면서 만들어진다. 그렇기 때문에 비만인 사람은 그렇지 않은 사람보다 당독소 레벨이 높다. 정상 체중이었던 사람이 비만이 되었을 때 몸에 갑작스러운 두드러기나 염증 반응이 생기는 이유도 당독소 때문이다.

이름 때문인지는 몰라도 당독소는 단 음식에만 들어 있다고 생각하는 사람들이 많다. 크림, 빵, 사탕, 초콜릿 같은 군것질거리에나 들어 있는 독소라고 말이다. 그래서 "체내 당독소 수치가 높다"고 말했을 때 "전 단 거 안 먹는데요."라는 대답이 종종 돌아오기도 한다. 물

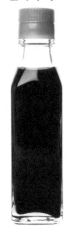
발사믹 식초

론 그런 음식들에 당독소가 많이 들어 있는 것도 사실이다. 하지만 우리가 편리함과 혀가 좋아하는 맛을 포기하지 못하는 이상 일상에서 먹는 대부분의 음식에 당독소가 듬뿍 들어 있다고 봐야 한다. 빵, 치즈, 커피는 물론이고 심지어 몸에 좋다고 알려진 발사믹 식초에도 어마어마한 양의 당독소가 포함되어 있다.

왜 굽지도 튀기지도 볶지도 않는 발사믹 식초에 당독소가 들어 있을까? 발사믹 식초를 만들 때 식초보다 더 많이 들어가는 것이 포도주스다. 이미 과당이 잔뜩 들어 있는 포도주스를 끓이는 과정에서 엄청난 양의 당독소가 생성되는데 오랜 기간의 숙성을 통해 <u>스스로 증식</u>한다. 우리의 식탁 위에 놓일 즈음이면 이미 치명적인 양의 당독소가 생성되어 있는 것이다.

그렇다면 당독소 리스트라도 만들어서 음식을 일일이 체크해야 할까? 물론 그런 뜻은 아니다. 당독소가 생성되는 원리를 알면 전문가가 아니더라도 어느 정도 예측이 가능하다. 혹시라도 이 책이 따분하고 지루해서 끝까지 읽지 못한다고 하더라도 이 사실만 기억해 두면 좋겠다. 당독소는 음식을 굽고 튀기고 볶는 과정에서 만들어진다는 것이다. 마이야르 반응, 캐러멜라이징 등의 멋진 이름으로 둔갑하였지만 실제로는 당독소가 생기는 것뿐이다.

"음식을 맛있게 만드는 조리 방법을 포기해야 하나요?"

실망에 가득 찬 목소리로 이렇게 묻기에는 아직 이르다. 당독소를 예방하기 위해서는 삶고 찌고 데치는 요리 방식에 익숙해져야 한다.

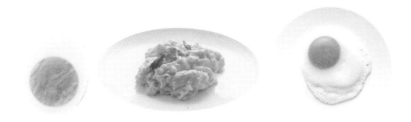

달걀은 어떻게 해 먹어도 맛있지만 내 몸을 생각한다면 프라이보다 삶아서 먹는 것이 좋다.

하지만 이러한 요리 방법으로도 맛있는 식사가 얼마든지 가능하다는 사실을 알게 된다면 깜짝 놀랄 것이다. 삼시세끼 잘 챙겨 먹으면서도 얼마든지 건강관리를 할 수 있다. 쉬운 예로 흔한 음식 재료인 달걀부터 바꿔보자. 달걀은 어떻게 해 먹어도 맛있지만 내 몸을 생각한다면 프라이보다 삶아서 먹는 것이 좋다. 스크램블로 볶을 때보다 쪄먹을 때 당독소 함량을 최소화할 수 있다. 프라이와 스크램블은 물론 튀기고 볶은 음식을 아예 먹지 말라는 게 아니다. 기존의 방식을 조금만 더 줄이는 대신 삶아먹고 쪄먹고 데쳐먹는 방식을 늘려보자. 나보다 내 몸이 먼저 좋은 것을 알아차릴 것이다.

당독소가 높은 음식은 각종 질환의 원인이다

주변을 조금만 살펴봐도 통증으로 고통받는 분들이 많다. 진통제 없이는 살아가기 힘든 상황에 놓인 분들도 있다. 기존의 의학 시스템에서는 소염진통제를 처방하거나 심하면 마약성 진통제를 주는 것이 최선이다. 특히 당뇨병성 신경통증은 치료제가 거의 없다고 볼 수 있다.

당화혈색소

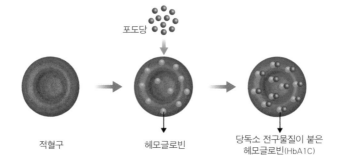

포도당

적혈구 → 헤모글로빈 → 당독소 전구물질이 붙은
헤모글로빈(HbA1C)

　통증의 원인이 다양하기 때문에 특정한 하나가 모든 것을 해결하기는 쉽지 않을 것이다. 그렇기에 통증의 문제를 기존의 관점과는 다른 측면에서 접근해보는 것이 중요하다. 최근 연구에 의하면 당독소가 통증과 연관성이 매우 높은 것으로 연구되고 있다. 특히 당뇨병성 신경통증의 경우 메틸글리옥살이라고 하는 당독소가 통증을 일으키는 수용체에 들러붙는다. 이로 인해 신경신호 기능을 손상시켜 비정상적인 칼슘 방출을 일으키고 신경을 덮고 있는 피복을 손상시켜 통증을 일으키는 것으로 알려지면서 많은 주목을 받고 있다. 신경을 덮고 있는 피복이 손상되었다는 것은 피부가 벗겨져 상처가 나서 받는 통증과는 비교가 안 된다. 아주 조그만 자극에도 어마어마한 통증을 유발하기 때문이다. 통증이 많은 분의 공통점은 활성산소가 높고 염증 수치가 높은데 당독소와 같은 대사체가 축적되어 있을 가능성이 크다. 당독소만 제대로 케어해도 통증을 상당히 줄일 수 있을 것이다.

　당독소가 높은 음식을 먹으면 각종 질환에 걸릴 확률이 높아진다. 많은 연구를 통해 당뇨질환, 신장질환, 자가면역질환, 알츠하이

마누카꿀

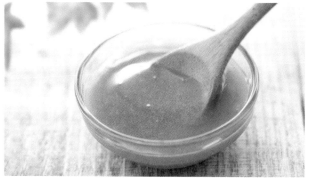

메틸글리옥살은 당독소 중에서도 가장 독성이 큰 원인 물질이다. 아이러니하게도 이 물질이 가장 많이 들어 있는 식품이 꿀이다. 그중에서도 으뜸은 마누카꿀이다.

머 등이 당독소와 밀접한 연관이 있다는 사실이 이미 밝혀졌다. 당뇨질환의 경우 혈당이 높은 것에만 신경을 많이 쓰는데 실상은 당화혈색소가 매우 중요하다. 당화혈색소는 일종의 당독소 전구체라고 할 수 있는데 당화혈색소가 높다는 것은 합병증에 걸릴 확률이 매우 높다는 것을 의미한다. 2018년 유명 저널에 실린 논문의 내용을 소개하고자 한다. 당뇨환자를 약물로 케어하면서 당화혈색소가 6.0 이하로 조절되고 혈당도 안정적으로 조절된다고 판단했는데 당뇨합병증이 발생했다. 혈당과 인슐린 이외에 당뇨합병증을 일으키는 새로운 인자가 있을 것으로 판단하여 연구를 한 결과 메틸글리옥살이라고 하는 당독소 원인 물질이 당뇨합병증의 핵심이라는 것을 최초로 밝혀냈다.

체내에서 당 대사 과정과 지방합성과 산화 과정에서 만들어지는 메틸글리옥살은 당독소 중에서도 가장 독성이 큰 원인 물질이다. 아이러니하게도 이 물질이 가장 많이 들어 있는 식품이 꿀이다. 그

중에서도 으뜸은 마누카꿀이다. 위염에도 좋고 병원균을 잡는 등 건강에 좋다고 알려져 있기에 그동안 자주 먹었던 분들은 깜짝 놀랄 것이다. 마누카꿀에는 분명히 좋은 성분들도 있다. 그렇지만 건강에 좋은 것과 건강에 좋지 않은 것이 동시에 들어 있다면 지속적으로 섭취하는 일은 고려해야 하지 않을까. 마누카꿀을 먹는다고 당장 몸에 어떤 좋은 효과가 생길지는 미지수다. 분명한 것은 내 몸에 독소가 계속 쌓이기 시작한다는 것이다. 그리고 그 독소는 시간이 지날수록 위력을 발휘한다. 특히 당뇨, 신장질환, 자가면역질환, 치매, 파킨슨 같은 기저질환이 있거나 신경통증이 있다면 더욱 조심해야 한다. 당뇨환자는 혈당 때문에 기본적으로 몸속에서 메틸글리옥살이 많이 만들어지는데 음식으로 또 섭취한다면 당독소 축적이 빨라져 질환 발병 및 합병증으로 이행될 가능성이 더 커지기 때문이다.

당독소가 발병 원인인 다양한 질환 중에서도 가장 골치 아픈 병은 알츠하이머성 치매다. 내가 가장 신경을 많이 쓰고 있는 질환이기도 하다. 사회적 비용이 너무 많이 들고 국가 건강보험 재정에도 심각한 영향을 줄 수 있는 질환이기 때문이다. 마땅한 치료제가 없는 것도 가슴 아픈 현실이다. 최근 우리가 공동으로 연구하면서 나온 결과를 보면 당독소가 알츠하이머성 치매 발병의 핵심 원인이라는 사실이 확실하다. 사실 치매에는 크게 관심이 없었지만 당독소를 연구하다 보니 어느새 가장 깊숙이 들어와 있었다. 생각도 온통 여기에 집중되어 있다. 치매 발병의 핵심 원인이 당독소라는 것이 믿기지 않아서이기도 하고 어떻게 이런 일에 내가 하던 연구가 연관되었나 하는 복잡한 심경도 포함되어 있다. 이 책에서 많은 것을 밝히기는 어렵기에 조만간 다른 매체를 통해서 알릴 수 있기를 기대해 본다.

연구결과가 누적될수록 당독소가 우울증, 인지기능장애, 치매, 파킨슨과 같은 질환의 발병에 직간접적으로 연결되어 있다는 사실이 점점 확실해지고 있다. 특히 장내균총 변화의 한 축을 당독소가 담당하고 있다. 당독소가 많은 음식을 먹을 경우 장내균총의 불균형을 초래하고 과민성장질환, 궤양성 장염, 크론병과 같은 질환의 발병에 상당한 영향을 주는 것으로 확인되고 있다. 당독소가 단순히 장의 환경이나 건강에 영향을 주는 것을 넘어 유해균 증식을 촉진시키며 장 건강은 물론 뇌질환과 신경질환까지 영향을 주는 것이다. 당독소가 미치는 영향이 광대하다는 점을 생각하면 당독소가 많은 음식을 일상적으로 먹는 습관을 지닌 사람들의 위장 상태, 소화 기능, 담즙 기능이 떨어져 있는 것은 당연한 결과일지도 모르겠다.

몸속의 시한폭탄은 지금도 움직이고 있다

인류 역사상 이토록 풍요로웠던 시대가 없었다. 따라서 당독소 연구가 시작된 것은 얼마 되지 않았다. 당독소는 워낙 종류도 많고 음식에 광범위하게 들어 있기에 그동안 주목받지 못한 것도 사실이다. 당독소에 대한 충분한 데이터가 나오려면 오랜 시간을 들여 임상실험을 진행해야 한다. 그렇기 때문에 앞으로도 당독소 연구가 첨단 기술처럼 비약적인 속도로 이루어지기는 어려울 것이다.

하지만 당독소가 우리에게 얼마나 치명적인지에 대해서는 충분히 밝혀져 있다. 이미 건강과 관련된 세계 여러 기관에서도 그 위험성을 인지하고 있다. 곧 우리는 당독소와의 전쟁을 시작해야 할지도 모른다. 당신이 10년, 20년 후가 아니라 지금 당독소에 대한 책을 접하게 된 것은 정말 기적과 같은 일이다. 젊음과 건강을 오래 유지하고자 한다면 지금부터라도 당독소 관리에 들어가는 것이 좋다. 노력 대비 효율이 가장 좋은 건강 관리법이기 때문이다. 국내외에서 당독소 관련 임상 연구가 수도 없이 진행되었고 학계에서는 만병의 근원으로 당독소를 눈여겨보기 시작했다. 질환은 체내 특정 기관에 문제가 생겼을 때 발생하는 것인데, 체내 기능 이상에 적극적으로 기여하는 것이 바로 당독소이기 때문이다.

1960~1970년대에 유행했던 감염성 질환은 의학이 발달하면서 줄어들었지만 알레르기나 천식 등 흔한 질병부터 크론병은 물론이고 류머티즘까지 자가면역질환은 급격하게 증가하고 있다. 이런 추세는 앞으로도 지속될 것이다. 발병률이 올라가는 질환들을 살펴보면 면역 시스템이 교란되면서 나타나는 것이 대부분이다. 이러한 현상에서 현대사회의 질환이 과거와는 완전히 다른 형태로 나타나고 있다는 것이 주목된다. 면역시스템이 교란되는 자가면역질환, 인슐린 저항성이 원인인 당뇨, 비만, 고지혈증 등의 대사증후군, 나아가 파킨슨과 알츠하이머와 암이 그 예시다. 우리 몸속에 염증이 쌓여 만성 염증 상태가 되면 각종 질병으로 발현이 된다. 면역세포들의 활성을 잘 조절하고 인슐린 민감도를 유지하는 것에 대한 고민이 동반되어야만 건강한 생활을 유지할 수 있을 것이다.

당독소에 대한 진실과 마주해도 잘못된 식단을 바꾸지 않는 사람들도 물론 있다. "건강에 안 좋은 건 알겠는데 맛있는 걸 어떻게 끊느냐?" "한국인에게 탄수화물을 먹지 말라니 무슨 소리냐?"고 말하는 사람들이 더러 있다. 나 역시 공감하는 바다. 세상에는 먹어도 먹어도 질리지 않는 맛난 음식이 널려 있고 아직 먹어보지 못한 매력적인 음식들도 많이 남아 있다. 입에 한가득 넣고 그 행복을 만끽한들 '무슨 일'이 일어나겠는가.

당장은 일어나지 않는다. '무슨 일'은 한참 후에 일어난다. 몸속에 당독소가 쌓이고 쌓여 더 이상 버티지 못할 때 터지기 때문이다. 이미 당신의 몸 구석구석 당독소가 들러붙어 있을 것이다. 당독소는 자신이 위치한 장소에 따라 체내 기능 이상을 유발한다. 운이 좋다면 피부가 거뭇거뭇해지거나 처지는 정도로 끝날 수도 있다. 하지만 나이가 들수록 소화가 안 되고 이유 없이 아프고 컨디션이 떨어지다가 점막이 메마르고 골다공증, 비만, 당뇨가 생기고 당뇨합병증이 발생하고 심하면 치매, 파킨슨, 알츠하이머 같은 퇴행성질환을 앓게 될 수도 있다. 이것이 먼 훗날 남에게나 일어날 일이라고 어떻게 장담할 수 있겠는가.

비교적 최신 질환에 해당하는 아토피는 염증성 질환이다. 아토피 발병과 진행 여부의 결정인자 중 하나는 당독소다. 아토피 환자들은 염증의 문제도 있지만 파생되는 부가적인 문제에도 시달린다. 바로 불면증이다. 밤새 가려움에 시달리기 때문에 잠을 설치는 경우가 허다하다. 잠을 못 자는 일은 단순히 피곤함의 문제가 아니다. 수면 부족은 교감신경을 과도하게 자극하고 에너지 대사 능력을 떨어트리며 식욕 조절을 어렵게 만든다. 그리고 이 모든 것이 아토피를 더 악화시킨다. 아토피 때문에 잠을 못 자고 수면 부족이 아토피를 심화시키는 악순환으로 연결되는 것이다.

호주 멜버른에 사는 주민들을 대상으로 연구한 결과에서 과거와

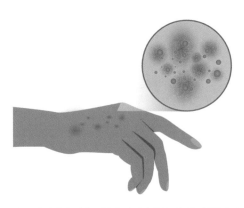

아토피 발병과 진행 여부의 결정인자 중 하나는 당독소다.

비교해 음식 알레르기나 피부 습진 등이 증가했다는 것이 확인되었다. 또 아나필락시스 증상으로 병원에 입원하는 사람들도 급속도로 증가했다. 아나필락시스 증상은 특정 물질에 대한 알레르기 반응이다. 아주 극소량만 접촉해도 온몸에서 즉각적으로 과민 반응을 일으킨다. 기침, 입과 손발에 저린 감각, 발진, 구토 등의 증상이 나타나다가 호흡이 가빠지고 혈압이 떨어지며 심하면 의식을 잃고 사망하는 경우도 있다. 즉시 치료하면 별다른 문제 없이 회복되기도 하지만 골든타임을 놓치면 치명적일 수도 있다.

과거와는 확실히 다른 이런 새로운 질병들의 공통점은 면역 시스템이 교란되어서 나타나는 현상이다. 우리가 나쁜 생활습관을 고수하고 맛에 대한 집착을 놓지 못하고 있는 이 순간에도 몸속의 시한폭탄은 쉬지 않고 째깍째깍 움직이고 있을 것이다. 1분 1초마다 실시간으로 당독소가 우리 몸에 침투하고 있기 때문이다.

5
당독소는 어떻게 몸에 들어오는가

음식을 가열하면 할수록 당독소가 생긴다

인류는 오랫동안 굶주림에 시달려 왔기에 먹는 즉시 흡수되고 저장하는 신체 시스템을 진화시켜 왔다. 인류가 굶주려왔던 몇만 년의 시간에 비하면 최근 100년은 찰나의 순간과 같다. 이 짧은 시간 동안 음식문화가 급변한 것에 비해 안타깝게도 우리 몸은 당독소가 높은 음식에 적응하지 못했고, 이들을 가려서 배출하는 해독 시스템도 충분히 갖추지 못했다. 게다가 스트레스가 높은 환경에 지속적으로 노출된 채 살아가기에 고단함을 빠르게 잊게 해주는 당을 무의식적으로 찾는다. 당독소가 몸에 치명적임에도 불구하고 당독소가 많은 음식에 몸이 먼저 반응한다. 당독소가 높은 음식을 보는 순간, 냄새를 맡는 순간, '아, 먹고 싶다!'는 반응이 절로 나올 수밖에 없는 것이다.

음식을 가열하면 할수록 당독소가 생성된다. 음식 색깔이 짙은 갈색으로 가면 갈수록 몸에 나쁘다. 게다가 당독소가 만들어지는

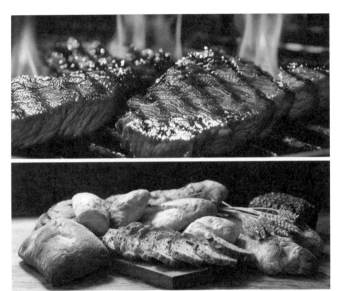
당독소는 '굽고' '튀기고' '볶는' 과정에서 다량 생성된다.

과정에서 단백질과 당의 일부 분자가 반응한다. 이 결합은 열이 가해져야만 만들어지는 것이 특징이다. 성질이 열성이라는 것이다. 현대인들이 점점 예민해지고 화병이 쉽게 나는 이유 중 하나다. 몸에 열성분자가 쌓이면서 교감신경이 항진되고 쉽게 흥분하고 열을 내게 된다. 인간 존재를 생각할 때 물리적인 것과 정신적인 것을 나누어서 생각하면 안 된다. 인간은 복합적인 존재이며 몸과 마음이 긴밀하게 연결되어 있다. 평소 생활을 떠올리는 것만으로도 금방 이해가 될 것이다. 마음이 힘들고 복잡할 때 몸은 무기력해지고 기운이 빠진다. 심리적인 부분이 신체에 영향을 미치듯이 몸에 쌓인 당독소는 성격, 취향, 생각, 기분 등에 영향을 미친다.

　당독소는 현대인의 식이와 건강 사이에 놀라울 정도로 밀접한 연결고리다. 과거 조리법이 발달하지 않았을 때 섭취하던 날것에 가까운 음식이 사실은 우리에게 더 잘 맞다. 당독소는 '굽고' '튀기고' '볶는' 과정에서 다량 생성된다. 같은 말을 반복하게 되는데 당독소 문제는 음식 조리법만 바꾸어도 절반 이상 해결할 수 있다.

붉은 살코기를 구우면 갈색으로 변한다. 흰 밀가루 반죽을 튀기면 갈색으로 변한다. 양파를 볶으면 갈색으로 변한다. 그 이유는 당독소 색깔이 갈색이기 때문이다. 조리하는 과정에서 엄청난 양의 당독소가 만들어지고 그 당독소의 색깔 때문에 음식이 갈색으로 보이는 것이다. 갓난아이 시절 뽀얗던 피부가 어른이 되고 노인이 되면서 거뭇거뭇해지는 것도 같은 이유다. 살면서 피부 조직에 쌓인 당독소가 살결에 비춰지는 것이다. 모든 음식 재료는 조리 과정에서 당독소가 생성된다. 특히 굽고 튀기고 볶는 등 음식 재료에 직접적으로 열을 가할 때 그 속도가 훨씬 빨라진다. 맛있게 조리될수록 당독소 범벅이라고 봐도 무방하다.

비만 상태의 성인들을 두 그룹으로 나누어서 1년 동안 한 그룹은 당독소가 없거나 적은 음식만 먹고 다른 한 그룹은 당독소가 높은 음식만 먹게 했다. 물론 두 그룹 모두 먹은 양이나 칼로리 등은 비슷했다. 전자는 체중 감량과 내장지방 개선, 건강상태 회복 등의 파라미터가 긍정적으로 전환된 반면에 후자는 비만을 유지함은 물론이고 대사증후군 등의 질환 지표들이 높아졌으며 몸이 더욱 나빠지는 것을 확인했다. 너무나 당연한 결과였다.

과일의 과당에는 당독소가 포함되어 있다

조리하지 않아도 당독소가 많이 들어 있는 음식물이 있다. 새콤

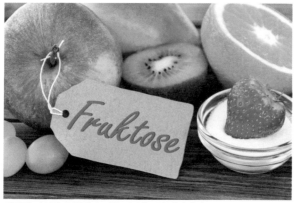
하지만 과일은 초콜릿과 다를 바 없는 당 덩어리다.

달콤 맛있는 과일이다. 조리하지 않고 있는 그대로 먹어도 당독소가 쌓인다. 그 이유는 과당 때문이다. 과당은 당분 중에서 가장 많은 당독소를 포함하고 있다. 혈당이 높으면 과당은 절대 에너지원으로 쓰이지 않는다. 식후에 먹는 과당은 에너지원으로 사용되는 것이 0퍼센트다. 과일은 아침에 공복인 상태에서 먹는 것이 그나마 낫다. 아니면 식후 최소 2시간 이후에 먹도록 하자.

　승희 님(가명)은 약국에 올 때마다 피곤하다는 말을 꺼냈다. 건강 검진을 하면 모두 정상으로 나오고 잠도 잘 자고 소화 기능도 좋은데 희한하게 피곤하다고 했다. 식단을 물어보니 저녁 한 끼를 과일로만 먹는다고 했다. 과일이 건강에 좋고 또 저녁을 간단하게 먹을 수 있어서 오랫동안 그렇게 먹어왔다며 뿌듯하게 말했다. 그 말을 듣자마자 한 달 정도 과일을 안 먹어볼 것을 권했다. 그가 생각하기엔 몸에 좋은 걸 먹지 말라고 하는 내 이야기가 이상하게 들렸는지 얼떨떨한 표정을 지었다. 하지만 한 달이 아니라 딱 일주일째 되던 날 그녀가 말했다.

"진짜 신기해요. 딱 과일만 안 먹었는데 피곤하지 않네요."

과일을 몸에 좋은 것으로만 인식하고 건강을 위해, 체중조절을 위해 섭취하는 사람들이 많다. 하지만 과일은 초콜릿과 다를 바 없는 당 덩어리다. 달달한 음식이 없었던 100년 전 사람들에게 과일은 귀하고 좋은 음식이었을 것이다. 과일 한 입에 각종 비타민과 당분을 채울 수 있었을 테니까 말이다. 하지만 우리는 칼로리가 풍요롭게 남아도는 잉여 시대에 살고 있다. 끼니마다 몸에서 필요로 하는 에너지 이상을 섭취하고 있다. 이런 상황에서 과일이 몸에 좋다는 옛말만 믿고 따르는 것은 몸을 망가뜨리는 지름길이다.

인류는 오랜 역사를 통해 굶주림과 물 부족, 추위와 감염에 맞서 생존하기 위해 대사시스템이 진화해 왔다. 한 끼를 먹고 한 달을 버텨야 했고 물을 못 마셔도 살아남아야 했던 시스템에서 과당은 그야말로 몸에 비상신호를 전달하는 도구였다.

우리 몸이 탈수와 굶주림에 시달리게 되면 세포 안에 수분을 확보하기 위해 소변으로 물이 나가지 못하게 하는 등 여러 가지 반응을 통해 물을 확보한다. 물을 세포 속에 넣어주는 보상시스템을 작동시키는 것인데 이때 메신저가 바로 '과당'이다. 몸속에서 스스로 물을 만들어 생존을 위해 버티는 데 필요한 신호를 보내는 것과 같다.

몸속에 과당이 많아지면 우리 몸은 "지금 물 부족, 에너지 부족이야!"라는 사이렌을 울리면서 물 저장시스템을 작동시켜 바소프레신이라는 호르몬을 분비하도록 자극해서 신장에서 소변을 농축시키고 혈관을 수축시켜 혈압을 올린다. 그뿐만 아니라 혈당을 에너지로 쓰지 않고 지방과 글리코겐으로 저장하게 되면 몸속에 물이 만들어지고 에너지를 저장하기 때문에 우리 몸은 이 경로를 활성화시킨다.

이 과정에서 지방, 요산, 염증이 유발되고 만들어진 물은 세포 속으로 이동하여 혈액과 세포외기질ECM에 저장되는 수분량이 적어지게 된다.

이런 생존신호를 밖에서 계속 보낸다면? 즉 과일, 액상과당이 듬뿍 든 음료, 이뇨작용을 일으키는 시원한 아이스커피를 자주 먹는다면? 에너지원이 전혀 부족한 비상상황이 아닌데 생존신호가 자꾸 온다면, 즉 과당을 필요 이상으로 많이 섭취한다면 먹는 족족 죄다 저장되고 잉여에너지가 되어서 문제가 된다. 잠깐 입 마름은 해소될 수 있어도 몸속 갈증이 심해지고 몸의 물은 바닥이 드러나게 된다.

정리하면, 과당은 우리 몸에 물과 영양이 부족할 때 저장 모드로 바뀌는 데 필요한 일종의 메신저다. 그런데 우리가 밖에서 필요 이상으로 이 신호를 많이 보내면 일련의 작용이 계속 쌓여 탈수가 가속화되고 당독소가 누적되어 피로해질 뿐만 아니라 먹은 것도 별로 없는데 뱃살이 는다. 세포 바깥에 있는 물이 자꾸 줄어들어 피부와 점막이 건조해지고 갈증과 식욕이 촉진된다. 몸에서 발생하는 대사열을 식힐 물이 사라져 열증과 메마름의 원인이 되기도 한다. 이런 탈수, 혈압 상승, 염증이 반복되면 신장 또한 망가지게 되는 것이다. 무엇이든 맘 놓고 즐길 수 있는 단맛은 없다는 것을 명심해야 한다.

현대사회에서 과당은 암 전이를 촉진시키는 성분이 되었다. 서울대학교 의과대학 교수팀의 연구 결과에 따르면 필요 이상의 과당이 우리 몸에 들어와서 암을 억제하는 기능을 저하시킨다고 한다. 물론 건강한 상태에서는 조금 과하게 들어갔다고 해도 체내에서 그만큼을 처리할 능력이 된다. 하지만 암 환자의 경우 대사가 정상인과는 다르다. 암세포는 온갖 조절과 환경을 암에 유리한 환경으로 만든다. 과당은 정상세포는 굶기는 대신 암세포가 자라는 데 가장 좋은 에너지원이다. 암세포가 과당을 만나면 그야말로 흡혈귀처럼 쭉쭉 빨아먹고 자란다. 정상세포는 암세포와 싸우느라 지칠 대로 지친 상태이기 때문에 과당이 들어와도 그것을 처리할 여력이 없다. 정상세포가 처리하지 못하는 과당을 암세포만 신나서 독차지하는 것이다.

실제로 지인 중에 3중 음성 암 환자가 있었다. 3중 음성 암은 치료제도 없고 항암제의 내성도 잘 생기는 무서운 암이다. 전이가 되지 않도록 컨디션에 맞게 식이요법 가이드를 해드렸는데 1년 후 재발이 되었다는 연락을 받았다. 믿을 수가 없어서 지난 1년간의 식단을 다시 체크했다. 다른 것들은 철저하게 지켰지만 딱 하나 과일만큼은 건강에 좋다고 생각하여 끊지 않고 꾸준히 먹었다고 했다. 과일은 나머지 식이요법을 모두 무용지물로 만들어버릴 정도로 강력한 암 전이를 유발했다. 나 역시 과당의 악랄함에 놀라지 않을 수 없었다. 식단을 다시 가이드하면서 반드시 과일까지 끊을 것을 신신당부했다.

다행히 그 후로 그는 전이된 암을 잡았고 지금까지도 꾸준히 건강을 관리하면서 잘 지내고 있다. 과당은 탄수화물 중에서도 몸에 안 좋은 당독소가 가장 많은 악성이다. 과자를 먹느니 과일을 먹으라는 말이 있지만 천만의 말씀! 둘 다 입에도 대지 않거나 최소한으로 먹는 게 정답이다.

당독소는 몸속에서도 몸 밖에서도 만들어진다

당독소는 크게 4가지 경로에서 유입되거나 생성된다. 첫째는 음식을 가공하거나 요리하는 과정에서 만들어진다. 둘째는 몸속에서 포도당, 아미노산, 지방이 대사되는 과정에서 만들어진다. 셋째는 장내 유해 세균에 의해 만들어진다. 넷째는 미세먼지, 매연, 담배연기 등 유해환경에서 만들어진다. 밖에서 음식으로 들어오는 당독소는 몸속에서 생기는 것보다 1억 배 정도 더 많다. 음식을 섭취하는 동안 음식에 함유된 당독소의 10퍼센트 정도가 흡수된다. 흡수된 당독소의 30퍼센트는 대사를 통해 분해가 되고 나머지 70퍼센트는 우리 몸속에 축적된다. 그중에 당독소가 가장 많이 만들어지는 과정은 음식을 가공하거나 요리할 때다.

사실 당독소는 가만히 있어도 우리 몸에서 생긴다. 신진대사 과정을 통해 또는 에너지를 대사하면서 일정량을 만들어내기 때문이다. 그래서 철저한 식단 관리를 통해 당독소를 제어했다고 해도 여전히 몸에 돌아다니고 있다. 특히 혈당이 높거나 지방이 많은 경우, 체내 염증이 쌓인 경우, 노화가 진행된 경우일수록 그 양이 더 많아진다. 여기에서 가장 문제가 되는 것을 꼽으라면 단연 비만일 것이다.

실제 임상을 통해서 마른 사람에 비해 비만인 사람의 당독소 레벨이 2~3배 더 높다는 것이 확인되었다. 그 이유는 바로 체내의 지방 때문이다. 포도당은 분해되는 과정에서 당독소를 한 번 만들어낸다. 하지만 지방은 합성되는 과정과 분해되는 과정에서 각각 한 번씩, 두 번을 만들어낸다. 포도당이 당독소 1개를 만드는 동안 지방은 2~3배를 만든다. 그렇게 하루, 이틀, 1년, 10년을 보낸다면 그 차이는 어마어마할 것이다. 비만인 사람의 당독소 레벨이 정상

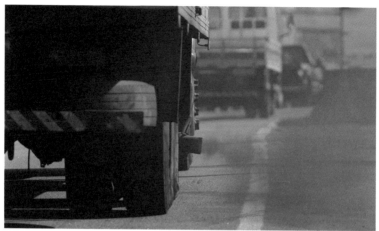

우리가 만들어낸 오염물들 역시 숨을 쉴 때마다 우리 몸에 들어와 당독소를 만들어낸다.

체중인 사람보다 높은 것은 너무나 당연하다.

당독소는 다양한 호르몬에도 덕지덕지 붙는다. 이럴 경우 호르몬 기능도 마비시킬 수 있다. 성호르몬에 붙으면 생식 기능을 방해하고 생리전증후군을 유발한다. 만약 포만감을 느끼게 하는 렙틴에 당독소가 붙으면 우리는 포만감을 느끼기 어렵게 된다. 만약 당신이 식사하고 돌아서면 허기지는 타입이거나 지속적으로 무언가를 입에 달고 사는 타입이라면 당독소 수치를 의심해볼 필요가 있다.

우리 선조들의 평균 수명이 짧았던 이유는 의술이 발달하지 못해서이기도 하지만 먹을 것이 부족했기 때문이다. 그러나 적어도 그들은 지금의 우리보다 훨씬 깨끗한 환경에서 건강한 먹을거리를 먹었다. 자신들이 먹는 것이 유기농 음식 재료인 줄도 몰랐을 것이다. 당시에는 모든 것이 유기농이었을 테니까 말이다.

하지만 그 시절의 자연은 이제 없다. 인간이 일구어낸 최첨단 사회의 이면에는 각종 매연, 화학가스, 미세먼지, 쓰레기 등의 환경 문제들이 깔려 있다. 우리가 만들어낸 오염물들 역시 숨을 쉴 때마다 우리 몸에 들어와 당독소를 만들어낸다. 예를 들어 담배를 피우는 동안에도 당독소는 엄청나게 올라간다. 담배 개비에 불을 붙이고 피우는 동안 그 속에 있는 담뱃잎이 타들어 가는데, 그 자체가 당독소를 생산하는 과정이기 때문이다. 그래서 담배를 피우면 담배 개비에서부터 올라온 당독소가 폐에 직접적으로 쌓이게 된다.

우리가 먹고 마시고 숨쉬는 환경은 당독소로 가득 찬 곳이 되어 버렸다. 현대사회는 어디에서 무엇을 먹고 무엇을 해도 가속노화에서 벗어나기 힘들다. 그렇기에 더욱 적극적으로 노화에 대한 관점을 바꿔야 한다. 건강하고 젊게 사는 것이 단지 '나이가 젊을 때'의 일이고 노화는 막을 수 없는 일이라는 관점을 깨부술 때가 온 것이다. 건강에 관심이 많은 사람일수록 몸에 좋은 것을 챙겨먹고 운동도 열심히 한다. 그러나 당독소에 대해 알지 못하면 노화를 막으려는 수많은 노력이 오히려 노화를 당기는 부메랑이 되어 돌아온다는 것을 알아야 할 것이다.

2장

당독소는 어떻게 몸을 망가뜨리는가

1
당독소가 신체 사막화의 원인이다

당독소는 몸의 재생 능력을 방해한다

잉여에너지와 당독소는 몸을 만성염증 상태로 만들고 비만, 대사증후군, 열증 등 여러 가지 문제를 야기한다. 우리 몸의 노화를 촉진시켜서 세포 재생 기능이나 손상된 세포를 회복하는 데 악영향을 미치는 것이다. 이러한 과정의 근간은 회복과 재생을 담당하는 줄기세포, 즉 우리 몸의 씨앗을 '말려버리는 것'이라고 볼 수 있다. 당뇨환자들은 크고 작은 상처의 회복이 더디다. 재생 능력이 떨어지다 보니 한 번 살이 썩기 시작하면 치료가 되지 않아 신체의 일부를 잘라내야 할 정도다. 유독 당뇨환자에게 이런 현상이 생기는 이유는 상처를 회복하는 데 참여하는 줄기세포 활성이 무너져 있기 때문이다.

당독소는 물리적, 화학적으로 상처 치유 과정을 방해한다. 그 과정은 소방수가 불을 끄러 가는 것으로 비유할 수 있다. 소방수(면역세포)가 산불(상처)이 난 장소로 가야 하는데 갑자기 나타난 빌런(당독소)이 바리케이트를 치고 교통체증을 일으킨다. 늦게라도 꾸역꾸역 도착한 소방차가 물(줄기세포)을 뿌려 불을 끄려고 하면 쫓아온 빌런은 파이프에서 물이 나오지 못하도록 파이프를 막아버리기까지 한다. 화재는 진압되지 않고, 산불은 옆 산으로 옮겨 번지고, 며칠 만에 수그러들어도 이미 잿더미(흉터조직)가 된 마을은 어떻게 해볼 수가 없다. 결국 줄기세포의 세포 복원력은 기대하기 어려워지는 것이다.

"나는 살성이 좋지 않아요."

이렇게 말하는 분들을 유심히 살펴보면 식습관이 망가지고 당뇨나 지방간 등의 대사증후군질환까지 앓고 있는 경우가 많다. 상처가 아무는 속도가 느리고 흉터도 진하게 생겨서 고생이 이만저만이 아니다. 그들에게서 공통점을 찾아보면 대부분 당독소가 많이 포함된 음식을 자주 섭취하는 식습관을 가진 경우가 많다. 에어프라이어에 냉동만두를 넣고 전자레인지에 피자를 데우는 등 간편한 식사를 좋아하거나 바삭한 식감을 위해 삼겹살이 과자가 되도록 굽고 감자를 기름에 튀겨 먹는다. 식후엔 캐러멜 마키아토에 치즈 케이크까지 달달한 디저트도 빼놓을 수 없다.

서림 님(가명)은 딱히 넘어진 것도 아닌데 팔이나 다리가 발갛게 붓는 일이 종종 있다고 했다. 하루는 약국에 와서 다리가 자꾸 땡땡하게 붓는다며 파스를 달라고 했다. 걱정돼서 꼭 병원에 다녀오길 권했더니 2주 후쯤 봉와직염 진단을 받았다는 소식을 전해왔다. 봉와직염은 세균이 침입한 부위에 통증이 생기고 열이 나는 질병이다. 몸의 일부가 새빨갛게 부어오르기도 하고 심각하면 괴사까지 발생할 수 있다.

"평소 식사를 어떻게 드세요?"

"귀찮아서 대충 때울 때가 많아요."

서림 님의 대답을 듣자마자 안타까움에 한숨이 나왔다. 식습관이 많이 망가진 상태였기 때문이다. 불규칙한 식사는 기본이고 바닐라 라떼 한 잔으로 점심을 때우는 날도 부지기수였다. 아침부터 잼과 버터를 듬뿍 바른 토스트를 한껏 먹기도 했다. 과일은 살이 안 찐다며 저녁밥을 과일로 대체하는 날도 허다했다. 이렇게 과당, 정제 탄수화물, 동물성 지방이 가득하면서 불규칙적이기까지 한 식사를 하면서 건강하길 바란다면 하드코어 공포영화를 보면서 달달한 로맨스가 빠져 있다고 불평하는 것과 같다.

몸이 건강할 때는 상처가 생겨도 빠르게 아물고 흉터가 잘 생기지 않는다. 그러나 당독소가 몸에 많을 땐 시간이 지난 후 상처가 치료되더라도 흉터가 많이 남거나 상처가 아문 조직이 딱딱해지기도 한다. 당독소에 가장 취약한 조직은 신장, 간, 혈관, 심장, 뇌다. 신장질환 환자의 경우, 최고 수치가 5.0 이상인 경우도 있었다. 5.0 이면 당독소 측정기가 기록할 수 있는 최대 수치를 넘어선 수준이다. 그는 실제로 정확한 당독소 수치를 잴 수도 없을 정도로 심각한 상태였다. 투석 환자나 신장 질환자들은 체내 당독소 수치가 기본적으로 높고 그 당독소가 다시 그들에게 치명적인 역할을 할 수 있다는 것을 반드시 기억해야 한다.

그렇다면 구체적으로 당독소는 우리 몸의 무엇을 망가뜨리는 것일까? 절대로 망가지면 안 되는 것, 온몸에 존재하며 우리를 촉촉하게 지켜주는 것, 우리 몸의 수문장인 세포외기질ECM이다.

세포외기질이 당독소에 오염되고 있다

당독소는 녹진한 시럽이나 잼처럼 찐득찐득한 성질을 갖고 있다. 사탕이 녹아서 옷이나 바닥에 눌어붙으면 잘 떨어지지 않는 것처럼 몸속 어디에든 착 달라붙는다. 당독소가 위에 붙으면 위장병이 생기고 피부조직에 붙으면 노화가 심화되며 혈관에 붙으면 혈관을 손상시키고 망가뜨린다. 만성질환을 일으키고 노화를 가속시키는 최종 빌런으로 당독소를 지목하는 이유가 바로 이것이다. 이쯤 되면 노화의 패러다임을 바꿔서 생각해야 할 것 같다. 나이가 얼마나 많은가의 문제가 아니라 당독소가 체내에 얼마나 많이 쌓여 있는가로 말이다.

당독소가 들러붙어 딱딱해진 조직은 건강할 때처럼 자유롭게 움직일 수 없다. 위장을 예로 들어보자. 음식을 소화시키기 위해 활발하게 움직여야 하는데 딱딱해지면 정상적인 소화 과정이 이루어지지 않는다. 피부와 혈관의 주요 성분인 콜라겐은 또 어떤가. 콜라겐은 당분과 유난히 잘 결합하는데 일단 한 번 결합하면 다시 분해되기 어려운 특성이 있다. 새로운 콜라겐이 잘 안 만들어져 조직이 경화되고 노화가 촉진된다. 콜라겐에 당독소가 달라붙어 끈적한 결합을 형성하면 원래의 모양을 잃고 탄력을 잃는다. 콜라겐에 문제가 생기면서 피부와 혈관도 탄력을 잃어버리는 것이다. 사람들이 안티에이징을 위해 진피 속 콜라겐에 집중하는 것도 이 때문이다.

하지만 이것은 진실의 일부에 불과하다. 콜라겐이 전부가 아니기 때문이다. 피부의 윤기와 탄력을 유지하는 데 더욱 광범위한 역할을 하는 실체는 따로 있다. 바로 세포를 둘러싸고 있는 바탕질인 세포외기질ECM, Extracellular Matrix이다. 세포외기질은 우리 피부 속 세

세포외기질

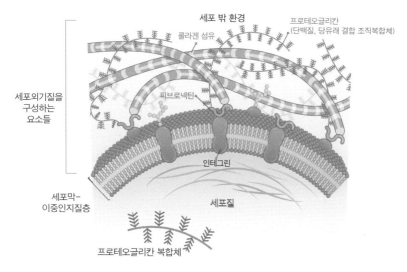

세포 밖 환경
콜라겐 섬유
프로테오글리칸
(단백질, 당유래 결합 조직복합체)
세포외기질을
구성하는
요소들
피브로넥틴
인테그린
세포막-
이중인지질층
세포질
프로테오글리칸 복합체

세포외기질은 콜라겐-피브로넥틴-인테그린 거대복합체와 프로테오글리칸-피브로넥틴-인테그린 거대복합체로 구성되어 있다. 세포의 구조적인 지지와 세포 간의 연결, 분화와 배아발생, 세포 간의 신호전달에 기여하고 세포를 물리적, 열역학적 충격으로부터 보호할 뿐만 아니라 수분과 미네랄을 저장하는 중요한 역할을 한다.

포와 세포 사이의 빈 곳을 채우는 콜라겐, 엘라스틴, 히알루론산 등여러 가지 성분들의 집합체라고 볼 수 있다. 다수의 세포가 모여 조직을 형성하는 공간에 존재하는 복잡한 구조물인 만큼 조직을 지지하고 구조적으로 지지하는 역할을 담당하며 세포 간의 상호작용과신호전달에 중요한 영향을 미치는 기능을 수행한다.

세포외기질은 조직의 뼈대를 형성하여 세포들이 제대로 배치되고 조직이 안정적으로 유지되는 역할을 하는 데도 중요하다. 또한세포 이동과 분화에도 연관이 있는데 세포들은 세포외기질을 통해 상호작용하고 이동하며 신호를 받아 분화하거나 기능을 수행하는 데 필요한 환경을 제공한다. 세포 간의 상호작용을 조절하고 화학적 신호를 전달하여 세포의 생리적 기능을 조절하는 역할을 하는 것이다. 상처가 생기면 세포들이 세포외기질을 이용하여 상처 부위를 치유하고 조직을 재생한다. 세포외기질의 상태와 조직 내 성분들의 상호작용은 조직의 건강과 기능에 큰 영향을 미친다. 이러한 이유로 세포외기질은 조직공학과 의학 분야에서도 중요한 주제로 연구되고 있으며 세포 이식과 조직 재생 등에 응용되고 있다.

왜 몸 전체에 메마름증이 생기는가

"세포외기질이 바로 피부조직이다."

이렇게 말할 정도로 피부를 말할 때는 세포외기질을 빼놓을 수 없다. 피부 전체 볼륨의 90퍼센트 이상을 차지하며 피부의 탄력과 촉촉함을 유지하는 데도 핵심적인 역할을 하기 때문이다. 세포외기질은 조직의 항상성을 유지하는 데 중요한 역할을 한다. 결합조직의 중요성분을 이루는 세포를 '섬유아세포'라고 한다. 섬유아세포는 피부 진피층을 이루는 3대장인 콜라겐, 엘라스틴, 히알루론산을 만들어내는 결정적 역할을 한다.

섬유아세포가 본연의 기능을 수행하기 위해서는 세포외기질의 상호작용이 필수적이다. 섬유아세포는 세포외기질을 합성하는 동시에 자신이 만든 세포외기질과 결합함으로써 세포외기질의 변화에 따라 반응하고 여러 생리 활동을 이어나간다. 아무리 훌륭한 열매를 맺게 하는 씨앗이라도 거칠고 메마른 사막에 떨어지면 싹을 틔울 수 없다. 마찬가지로 섬유아세포가 제 기능을 다하기 위해서는 이를 둘러싸고 있는 세포외기질이 충분한 공간, 수분, 영양을 제

섬유아세포

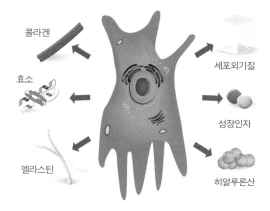

공할 수 있는 상태여야 하는 것이다.

그런데 피부의 세포외기질 성분들은 내인성 노화와 자외선 같은 외인성 노화의 영향으로 시간이 지남에 따라 점차 감소하게 된다. 건물의 기반이 무너지면 지붕까지 무너지는 것처럼 진피층의 주요 요소들이 감소하거나 기능적으로 약화되면 피부 탄력이 떨어지고 깊은 주름이 생기며 쉽게 건조해지는 등 가시적인 변화를 경험하게 된다.

피부는 빠르게 노화하고 몸에 존재하는 모든 점막 기능이 떨어진다. 피부 노화에 히알루론산과 콜라겐이 도움이 된다는 것은 익히 알려진 사실이다. 그래서 기업에서는 관련 제품들을 쏟아내고 고객은 그것들을 비교해가며 피부를 지키기 위해 노력한다. 하지만 이것은 손바닥으로 하늘을 가리고자 하는 것과 같다. 일시적으로 효과가 있더라도 지속되기 어려운 임시방편에 불과하다. 피부 진피를 탄탄하게 채우는 세포외기질 조직이 당독소에 오염되어 재생하는 속도보다 망가지는 속도가 더 커지면 히알루론산이든 콜라겐이든 효과를 보기 어렵기 때문이다. 당독소는 세포외기질에 직접적으로 결합하여 피부 조직을 딱딱하게 만들고 붕괴시킨다. 아무리 좋은 것을 밀어 넣더라도 쉽게 무너지며 당독소가 유발한 염증으로 인해 더 빨리 녹아버리는 것이다.

여기에 잘못된 식습관 등으로 재생 에너지까지 부족하다면 어떻게 될까? 피부 자체가 축 처져서 또래의 다른 사람들보다 나이 들어 보인다. 당독소의 색깔이 비쳐서 보기 싫은 칙칙한 갈색 피부가 될지도 모른다.

"에이, 설마. 그렇게까지 된다고요?"

믿고 싶지 않겠지만 사실이다. 하얗고 뽀얀 족발을 설탕과 간장 양념으로 오랜 시간 졸이면 까맣게 쪼그라든 상태가 되는 것처럼 피부도 마찬가지로 오랫동안 당독소(간장과 설탕 양념)와 대사열(불)에 많이 노출시킬수록 거무튀튀하고 쪼그라든 모습이 되는 것이다.

세포외기질이 눈에 보이는 피부에만 적용되는 것은 아니다. 기관지 점막, 폐 점막, 위 점막, 장 점막, 눈 점막 등 드러나는 것보다 훨씬 더 많은 면적의 점막이 세포외기질로 이루어져 있다. 우리 몸에 이토록 광범위하게 펼쳐져 있는 세포외기질이 망가지면 어떤 일이 생길까? 세포외기질이 감소하면 몸 전체에 메마름증이 생긴다. 메마름증을 쉽게 생각하면 큰일 난다. 안구건조증을 비롯해 조절이 힘든 통증, 소화불량, 속쓰림, 변비, 멈추지 않는 기침, 과민성방광염, 연골연화증, 골다공증에 이르기까지 모든 질환의 공통 원인이 바로 메마름증이기 때문이다.

메마름증은 우리가 표면적으로 느끼는 피부, 눈, 기관지의 건조함뿐만 아니라 위장, 세포 사이사이는 물론 더 나아가 세포 속까지 마른 것을 말한다. 메마름증은 나이대에 따라 증세가 확장되고 심해진다. 20대에는 연약한 부위인 눈 점막이 메마르면서 안구건조증이 생기고 30대가 되면 점점 근육이 메마르고 소화가 안 되다가 40대 이후엔 신경이 아픈 순서로 통증이 이어진다. 약한 부위가 어디냐에 따라 증세가 나타나기도 한다. 위점막이 약한 사람은 인대나 잇몸 같은 결합조직도 좋지 않을 뿐만 아니라 무릎 관절에서 소리가 나며 피부가 건조하게 주름지고 말라붙어 있는 경우가 많다. 게다가 건조함, 잦은 감염, 소화불량, 위장관의 통증, 관절의 염증과 뻑뻑함 등 크고 작은 염증을 일으키고 세포외기질의 회복과 재생에 필요한 에너지를 감소시켜 악순환을 일으킨다.

증상은 다양하지만 원인은 하나다. 당독소로 인한 세포외기질의 경화, 염증으로 인한 대사열, 그로 인해 어디에 존재하든 간에 바짝 메말라버리는 점막이다. 몸에서 촉촉함이 사라지고 사막처럼 되는 것이다. 세포외기질이 망가질 정도로 당독소가 쌓인 사람은 피부의 상처뿐만 아니라 점막과 혈관 내피의 크고 작은 손상과 세균이나 바이러스가 머물다 간 상처도 잘 낫지 않는다. 유연해야 하는 섬유조직이 딱딱해진 탓에 재생이 어렵기 때문이다.

만성염증이 위험한 이유도 바로 여기에 있다. 우리 몸의 면역세포가 잦은 염증으로 너덜너덜해진 세포를 제거하면 그 자리에 새로운 세포가 재생되어야 한다. 하지만 세포외기질이 망가지면 새 세포가 아니라 흉터 조직으로 메워져 버린다. 코로나바이러스 후유증도 마찬가지다. 아이들은 에너지가 왕성하기 때문에 세포가 감염되어 면역 반응에 의해 제거되어도 금방 다시 재생된다. 그러나 노화가 빠르게 진행되고 에너지가 부족한 상태의 노년층에서는 감염된 세포가 다시 정상세포로 회복되는 속도가 더디다. 어르신들이 코로나바이러스에 한 번 걸리면 컨디션을 좀처럼 회복하기 어려운 원인으로 당독소와 염증으로 얼룩진 세포외기질의 상태를 생각해볼 수 있다.

위와 장 점막의 세포외기질ECM인 뮤신이 적당한 두께로 발달하지 못하면 영양소의 흡수가 불량해진다. 특히 이 증상을 호소하는 이들은 위가 예민하고 소화불량이 잦아 적절하게 영양소를 섭취하지 못하는 경우가 많다. 점막과 조직을 다시 만드는 적절한 영양소가 부족하기 십상이기에 빠르게 소화되는 빵이나 국수 같은 밀가루 음식을 자주 먹게 되고 균형 잡힌 식사보다 그때그때 당을 공급해주는 간식에 의존하게 된다. 점막이 얇아지고 예민해서 당독소가 많은 음식을 먹게 되고 그로 인해 점막이 더 얇고 예민해진다.

세포외기질ECM이 무너지면 미네랄의 흡수가 이루어지지 않아 세포의 메마름증, 골감소증, 골다공증의 위험이 커진다. 더 심한 경우, 위장 점막이 얇아져 소화 과정에서 분비되는 위산마저 불편하게 느껴진다. 어쩔 수 없이 위산분비조절제를 복용하면 위산이 적은 '만성 저산증'의 상태가 된다. 반드시 위산을 만나야만 흡수되는 칼슘과 마그네슘, 철분, 아연 등의 필수 미네랄이 몸 밖으로 배출된다. 그렇다면 미네랄이 필요한 기관은 부족한 분량을 어떻게 충당할까? 남는 것은 뼈밖에 없다. 뼈에서 원하는 만큼 미네랄을 꺼내쓰기 시작하는 것이다. 절대 건드려서는 안 되는 통장을 야금야금 축내다가 결국 잔고가 전혀 없는 '텅장'을 만들어버리는 셈이다.

세포 내 신호전달에 가장 중요한 역할을 하는 칼슘이 몸에 들어오면 가장 먼저 세포외기질에 저장된다. 세포외기질이 당독소와 염중에 의해 무너지면 칼슘 저장소가 없어진다는 뜻이다. 그러면 우리 몸은 더 빠르게 뼈로부터 칼슘을 뺄 수밖에 없다. 세포외기질 입장에서도 칼슘은 반드시 필요하다. 원래 액체 형태인 세포외기질은 칼슘을 통해 형태를 띠기 때문이다. 전기적으로 음전하를 띠고 있는 세포외기질과 양전하를 띠고 있는 칼슘이온이 만나야 세포외기질이 겔 형태로 모양이 잡히고 단단하게 세포를 보호하는 본연의 역할을 할 수 있다. 세포외기질이 망가졌다면 골다공증은 정해진 수순이다.

또한 혈관 내피와 기관지 점막에도 문제를 일으킨다. 혈관 내피에 존재하는 세포외기질을 글리코칼릭스라고 한다. 이 글리코칼릭

글리코칼릭스

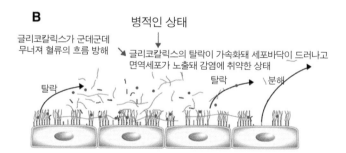

A 건강한 상태
글리코칼릭스의 탈락과 생성이 균형 잡힌 상태
탈락
분해
글리코칼릭스가 혈관 내피와 세포를 최전선에서 보호
세포외기질

B 병적인 상태
글리코칼릭스가 군데군데 무너져 혈류의 흐름 방해
글리코칼릭스의 탈락이 가속화돼 세포바닥이 드러나고 면역세포가 노출돼 감염에 취약한 상태
탈락
탈락
분해

(출처: Arterioscler Thromb Vasc Biol. 2018 Jul; 38(7): 1427–1439.)

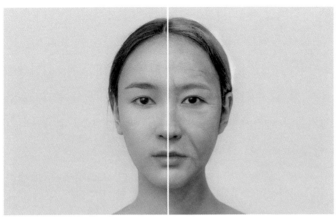

어제 공복에 먹은 마카롱 한 개와 오늘 오전에 마신 바닐라 라테 한 잔이 내 점막을 서서히 망가뜨리고 있다.

스는 다른 조직의 세포외기질과 함께 혈관 내피와 세포의 보호, 혈류의 속도 조절, 면역세포 보호 등의 역할을 한다. 세포외기질의 농도가 떨어지면 기관지 상피세포와 혈관 내피의 맨바닥이 드러난다. 이렇게 되면 그 안에 잠겨 있던 혈액응고인자와 면역 신호전달 관련 수용체들이 얼굴을 내밀기 시작한다. 이 수용체들은 지나가던 바이러스나 세균 등의 외부 침입 인자들을 붙잡아둔다. 이들은 최전방에서 세포를 보호하던 세포외기질이 얇아진 틈을 타 쉽게 침투한다. 코로나 백신의 부작용과 코로나바이러스 후유증 또한 글리코칼릭스가 무너져 있기 때문이라는 최근의 연구결과가 그 사실을 뒷받침한다.

　악당을 집 안으로 들여 극진하게 대접하며 잠자리를 내어주고 호의호식하게 내버려둘 사람은 없을 것이다. 그런데 우리는 왜 몸에 커다란 해악을 끼치는 당독소에 이렇게 관대한 것일까? 당독소가 세포외기질에 끼치는 총체적인 악행은 상상 이상이다. 결코 콜라겐을 안 먹어서 내 피부가 이렇게 칙칙해지고 탄력을 잃고 늘어진 것이 아니다. 어제 공복에 먹은 마카롱 한 개와 오늘 오전에 마신 바닐라 라테 한 잔이 내 점막을 서서히 망가뜨리고 있다.

세포외기질이 무너지기 전에 지키자

나이가 들수록 주름이 생기고 관절과 뼈의 수분이 메마르는 등 세포외기질이 조금씩 무너지는 것은 자연스러운 노화의 일부다. 하지만 현대인들은 잘못된 식생활습관과 생활습관으로 인해 노화를 가속화시키고 있다. 세포외기질이 무너지는 가장 큰 원인은 과도한 스트레스다.

우리 몸은 과도한 스트레스 상황에서 코르티솔이라는 호르몬을 분비하는데 코르티솔이 많아지면 혈당이 올라가고 이로 인해 다시 고혈당이 유발된다. 이때 쓰이지 않은 혈당은 중성지방으로 저장되고 늘어난 지방산들 때문에 염증이 유발된다. 이 염증을 해결하기 위해 면역세포들이 과하게 흥분하면 면역세포들이 쓰는 에너지를 몰아주려고 다시 혈당이 높아지는 악순환이 반복된다. 이렇게 지속적으로 스트레스를 받아 혈당이 자주 오르고 이것을 처리하려고 인슐린이 마구 분비되고 다시 저혈당 상태가 되는 것이다. 이런 반복적인 상황에서 몸은 혈당 수준을 유지하기 위해 처음에는 갖고 있던 저장된 당인 글리코겐을 사용해서 에너지를 내다가 나중에는 점막을 포함한 세포외기질을 분해해서 혈당을 높인다. 그래서 스트레스만 받아도 뱃살이 늘고 어깨가 결리고 눈이 뻑뻑해지는 것이다.

여기에 빵, 떡, 국수, 라면, 인스턴트커피, 꿀, 과일 등 혈당을 빠

스트레스 호르몬

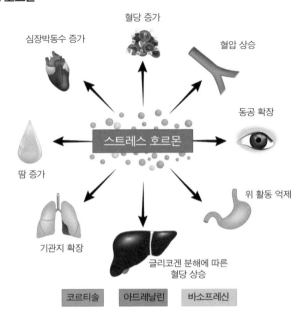

혈당 증가

심장박동수 증가

혈압 상승

동공 확장

스트레스 호르몬

땀 증가

위 활동 억제

기관지 확장

글리코겐 분해에 따른
혈당 상승

| 코르티솔 | 아드레날린 | 바소프레신 |

르게 올리는 음식을 자주 먹고 음식 섭취량과 비교해 운동량이 따라주지 않을 때 남는 에너지는 몸에 쌓이게 된다. 잉여에너지는 불필요한 대사를 일으켜 열을 만들고 세포외기질을 녹인다. 예전보다 살이 찌고 뱃살이 나왔는데 유독 더위를 타거나 몸이 더워지는 증상을 느낀 적이 있다면 위에서 설명한 무한 루프에 빠진 것이나 다름없다. 세포외기질이 무너지면 수분과 칼슘을 저장하는 장소가 몸에서 사라진다. 가장 핵심인 세포들까지 탈수가 될 때 우리 몸의 기본적인 기능이 망가져 여러 가지 병으로 이어질 수도 있다.

그렇다면 이렇게 중요한 세포외기질을 어떻게 지킬 수 있을까? 우리 몸은 스트레스를 받으면 세포외기질을 분해해서 혈당을 올린다. 가장 시급한 일은 혈당을 빠르게 올리는 음식으로 스트레스를 푸는 습관을 바꾸는 것이다. 그리고 먹는 양과 활동량의 균형을 맞춰 잉여에너지를 만들지 않는 것도 도움이 된다. 세포외기질을 망치는 일도 지키는 일도 당독소와 밀접한 연관이 있다는 사실을 반드시 기억하자.

2
당독소가 생리통 증가의 원인이다

많은 여성이 생리전증후군을 겪고 있다

아침에 약국 문을 열면 젊은 직장인 여성들이 출근길에 생리통 약을 사 가곤 한다. 얼굴은 푸석하고 허옇게 뜨고 부어 있지만 일은 해야 하니 결국 진통제의 힘을 빌릴 수밖에 없을 것이다. 많은 여성이 생리주기가 불규칙해지고 생리통이 심해지는 증상을 한 번씩 겪었을 것이다. 산부인과에 가서 검사도 하고 처방받은 약도 먹어보지만 호르몬제 복용의 부작용을 느끼거나 일시적인 효능만 반짝 경험할 뿐 근본적인 치료는 잘 안 되는 경우가 많다.

생각보다 정말 많은 여성이 생리통으로 고통받는다. 생리주기가 불규칙한 것은 물론이고 복통, 오한, 구토 증세까지 느끼는 분들도 있다. 혹시 큰 병이라도 생긴 건 아닌지 불안한 마음에 종합병원 산부인과에서 검사도 받고 약도 처방받아 먹지만 일시적으로만 효과를 느끼거나 호르몬제 복용에 따른 부작용을 겪기도 한다. 정확한 이유를 알지 못하니 근본적인 치료가 어려운 경우도 많다.

"진짜 너무 아파요."

얼굴이 하얗게 질려서 생리통 약을 사는 그들의 손에는 시럽을 잔뜩 넣은 아이스 커피에 설탕과 버터가 들어간 와플 또는 스콘이 들려 있다.

"카페인과 빵만 조금 덜 먹어도 몸이 좋아질 거예요."

생리통과 커피와 빵이라니. 이게 무슨 연관이 있을까? 하지만 당독소의 관점에서 살펴보면 고개를 끄덕일 수밖에 없다. 어떤 음식에 당독소가 많이 들어 있는지는 앞에서 충분히 설명했다. 열을 가해 갓 구운 빵과 같은 갈색을 지닌 음식은 거의 다 당독소를 많이 품고 있다. 커피콩은 볶기 전에는 회색이다. 로스팅 과정을 거쳐 짙은 갈색이 되는 과정에서 당독소가 높아진다. 커피와 당독소의 코호트 조사를 보면 커피 한 잔을 더 마실 때마다 당독소도 그만큼 높아진다.

하루에 커피 세 잔을 마시는 사람의 몸속에는 한 잔만 마시는 사람에 비해 당독소가 세 배나 쌓이는 것이다. 평생 마신 커피의 양이 얼마일지 생각해보면 고작 커피 한 잔이라고 우습게 볼 일이 아니다. 커피와 빵을 끊는다고 생리전증후군이 씻은 듯 낫지는 않는다. 이것 외에도 당독소가 들어 있는 음식을 과도하게 많이 먹기 때문이다. 그러나 아침마다 생각 없이 우리 몸에 밀어 넣는 당독소만 줄여도 생리전증후군은 한결 호전된다.

여성의 몸은 한 달에 한 번 임신 준비를 하고 생리를 일으킨다. 여성을 여성답게 만들어주는 여성호르몬 대사가 활발하게 일어나는 곳이 난소다. 난소는 여성의 몸속 장기 중에서도 에너지를 굉장히 많이 필요로 한다. 그런데 필요한 에너지들이 난소에 잘 전달되지 못하면 어떤 일이 생길까? 에너지가 부족해 난소가 필요한 호르몬을 제때 잘 만들지 못하면 배란과 생리주기가 틀어진다. 상대적으로 지방에서도 만들어지는 에스트로겐 여성호르몬의 세기가 난소에서만 만들어지는 프로게스테론에 비해 점점 세져 염증 신호가 증폭되고 극심한 생리통 등 생리전증후군을 비롯해 다낭성난소증후군이 유발되는 원인이 되기도 한다.

다시 한번 강조하지만 난소는 에너지를 어마어마하게 필요로 하는 장기다. 생식에 관련한 호르몬을 생산하고 난자를 생산할 뿐만 아니라 배란과 생리를 일으킨다. 매달 임신에 대한 대비, 생리, 그리고 여성으로 건강하게 살아가기 위한 호르몬 대사가 활발히 일어나야 하기에 에너지원이 아주 많이 필요할 수밖에 없는 기관인 것이다. 우리 몸이 주 에너지원으로 쓰는 포도당을 난소의 생식세포 안으로 넣어주는 일을 하는 것이 바로 인슐린이다.

인슐린은 몸속에 들어오는 음식물에 반응해서 혈액 속의 적정 혈당량을 유지시키는 역할을 한다. 인슐린이 반응하는 정도를 '인슐린 민감도'라고 부른다. 인슐린 민감도가 높으면 혈당 조절이 잘 된다는 뜻이다. 즉 먹은 만큼 에너지를 생산하고 쓴 만큼 에너지를 소비시켜 몸의 균형감이 자연스럽게 유지된다. 반면 인슐린이 민감하게 반응하지 못하는 상태를 '인슐린 저항성'이라고 한다. 인슐린이 할 일을 제대로 못 하면 가장 크게 피해를 보는 장기가 바로 난소다.

난소가 배고프면 해야 할 일을 못한다

난소 안의 생식세포들은 혈관이 거의 발달하지 못했기 때문에 바다 위의 배처럼 난포액에 둥둥 떠 있는 상태로 존재한다. 이것이 무엇을 의미하는 걸까? 다른 기관처럼 포도당을 쉽게 전달받을 수 있는 혈관이 없다는 뜻이다. 즉 난포액 안에 녹아 있는 포도당을 생식세포들이 알아서 건져서 받아들여야 하는 것이다. 몸의 근육세포들은 주변에 크고 작은 혈관들이 고르게 분포돼 있다. 조금만 걷기운동을 해도 바로 포도당을 혈액에 실어 혈관을 통해 다리의 근육세포로 전달해준다. 하지만 난소는 포도당이 녹아 있는 호수 위에 떠 있는 섬 세포와 같아서 난포액 안에 녹아 있는 포도당을 국자로 뜨듯 알아서 떠먹어야 한다. 이 역할을 하는 것이 '인슐린 신호'다. 인슐린 시스템이 특히 중요한 이유가 혈관 다음으로 포도당을 효과적으로 받을 수 있기 때문이다.

인슐린 민감도가 높으면 생식세포는 포도당 공급을 해주는 문을

정상적인 난소의 생식 주기

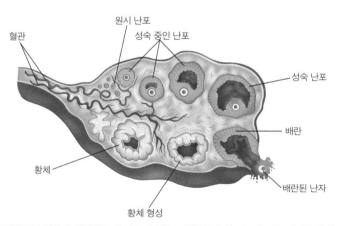

난소는 주기적으로 임신에 대비하고 여성을 여성답게 건강하게 만드는 호르몬 대사를 위한 에너지 대사가 가장 활발한 기관이다. 난자가 원시 난포로부터 시작하여 호르몬의 도움을 받아 하나만 제대로 커야 하는데 이때 에너지를 잘 공급받아야 한다. 난소가 가장 좋아하는 에너지는 포도당 대사에서 기원한 에너지 화폐인 ATP다.

열어주는 시스템이 원활해진다. 생식세포가 무리 없이 에너지를 받아서 성장하고 호르몬을 잘 만들어내는 것이다. 그러나 그 반대의 경우라면? 한번 생각해보자. 우리가 국을 뜰 때 국자에 구멍이 숭숭 나 있고 자루까지 짧다면 어떻게 될까? 푸짐하게 푹푹 뜨기가 어려울 것이다. 마찬가지로 국자 역할을 하는 인슐린 신호가 무뎌지면 포도당을 난소 안으로 끌어들이기가 어려워져서 에너지원이 부족해진다. 에너지원이 부족하기 때문에 ATP도 잘 만들어지지 않는다. 세포에 에너지가 부족하니 일을 잘하지 못하는데다 먹어도 먹은 것 같지 않고 항상 배고픈 상태가 되는 것이다. 에너지원을 받지 못하는 세포는 뇌에 계속해서 이런 신호를 보낸다.

"나 계속 굶고 있어! 배가 너무 고파!"

먹어도 배가 고파서 끝없이 먹어야 하는 아귀라도 된 듯 식탐 조절이 어려워진다. 가야 할 에너지가 전해지지 않으니 난소가 꼭 해야 할 일을 해내지 못한다. 많은 음식을 먹고 소비를 하지 못하니 몸에는 지방이 쌓이고 살은 찌는 반면 염증 신호는 늘어나서 임신하기 어려운 몸이 된다. 이대로는 못 살겠다고 판단해 '생식 파업'을 해버리는 것이다.

생리전증후군은 비만과 더불어 인슐린 저항성과 관련이 깊은 질환이다. 비만인 경우 대사 저하와 인슐린 저항성이 생겨 생식세포가 정상적으로 일하는 데 필요한 에너지가 전달되지 않는다. 생식세포가 제대로 성숙되지 않기에 배란이 이루어지지 않고 에너지가 부족한 상태에서 호르몬 신호 또한 망가져 염증 신호를 증폭시킨다. 이로 인한 통증, 정서적인 스트레스, 식욕조절장애 등이 나타난다. 이와 관련한 이야기가 한 가지 있다. 고대 그리스 시대의 의사

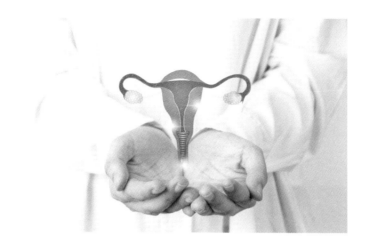

히포크라테스가 남긴 이야기다.

"고된 육체노동을 하는 마른 여성 일꾼이 살찌고 과식하며 좌식 생활을 하는 귀족 부인보다 훨씬 더 출산율이 높다."

여성의 출산율이 곧 국력이었던 시대에도 비만과 움직이지 않는 생활습관은 생산성을 저하시키는 요인으로 인식되었던 것 같다. 난소가 쓰는 에너지는 화폐생산 시스템의 마지막 산물인 ATP다. 난소의 에너지원인 포도당이 난소로 잘 전달되어야 생식세포들이 에너지 화폐생산 시스템을 돌려 ATP를 얻는다. 그리고 ATP를 곳곳에 지불하면서 여성호르몬도 만들고 임신 준비도 했다가 아니다 싶으면 생리를 해서 쓸모없어진 점막과 혈관을 버리는 일들을 끊임없이 한다.

난소의 상태가 정상적이지 못하면 난소의 문제로만 끝나지 않는다. 건강한 몸을 만드는 시스템에 오류가 생기고 생체리듬까지 뒤틀어진다. 생체리듬이 나빠지니 난소의 상태도 점점 나빠진다. 돌고 돌아도 다시 제자리로 돌아오는 뫼비우스의 띠처럼 빠져나갈 수 없는 악순환에 빠지는 것이다. 또 한 가지 생리전증후군에 나쁜 영향을 주는 인자가 있다. 바로 당독소다. 튀기고 볶고 구운 음식, 고기, 빵 등 당독소의 맛에 대한 탐닉은 생식 기능에 치명적인 영향을 미친다. 당독소는 두 가지 면에서 난소에 나쁜 영향을 미친다.

한 가지는 난소 점막의 조직이 딱딱해지고 순환이 되지 않는다는 점이다. 당독소가 염증을 일으켜 면역세포들을 과하게 흥분시키면 통증도 증폭되고 진통제 없이 견디지 못하는 생리통이 유발된다. 면역이 필요 이상으로 흥분되면 우리 몸은 혈당을 높게 유지하려고 하는데 그로 인해 인슐린 저항성이 심해져서 극심한 피로감을 느끼며 먹는 대로 살이 찌는 것이다.

또 다른 하나는 생식세포가 성장하는 데 필요한 포도당이 세포 안으로 들어가는 통로를 막아버린다는 점이다. 당독소가 난소가 만드는 호르몬에 붙기도 하는 등 길을 막고 방해한다. 결국 난포의 성장을 막아 정상적인 생리주기가 망가진다. 여러 개의 난포가 함께 성장하다 말아버려 정작 배란이 되지 못하는 정도까지만 크다가 말아버리는 것이다. 이것이 바로 다낭성난소증후군의 상태다.

당독소가 다낭성난소증후군을 키운다

난임을 호소하는 분 중에 다낭성난소증후군을 가진 분들이 많다. 생리주기가 불규칙하거나 자주 건너뛴다면 다낭성난소증후군을 의심해봐야 한다. 주된 증상으로는 비만, 생리불순, 탈모, 다모증(털 과다증) 등이 있는데 불규칙한 생리주기를 오랫동안 방치하다가 결혼 후 임신이 어려워진 후에야 병원을 찾기도 한다.

다낭성난소증후군(PCOS)

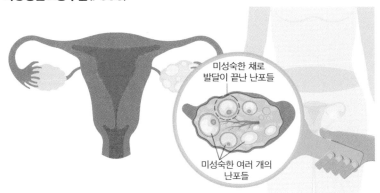

미성숙한 채로
발달이 끝난 난포들

미성숙한 여러 개의
난포들

당독소가 많아 염증이 유발되고 에너지 대사가 제대로 이루어지지 않아 인슐린 저항성이 생긴 상황에서 난소는 에너지를 제때 공급받지 못해 하나의 튼튼한 난자를 생산하지 못하고 여러 개의 미성숙한 난자가 들어 있는 난포들을 만든다. 난자가 충분히 크지 못하기에 배란 또한 되지 않는다. 염증이 많고 에너지를 못 만들므로 이렇게 태어난 2세는 건강하지 못하다.

    다낭성난소증후군은 인슐린 저항성과 관련이 깊은 질환이다. 인슐린 저항성이 생기면 적재적소에 에너지가 도달하지 못한다. 당연히 생식세포에도 정상적으로 에너지가 공급되지 않는다. 에너지를 받지 못한 생식세포는 제대로 성숙되지 못하고 배란 또한 제때 이루어지지 않는다. 적절하게 에너지가 공급되지 않으니 호르몬 신호도 망가진다. 결국 염증 신호가 증폭되어 통증과 정서적인 스트레스, 식욕조절장애 등이 나타나는 것이다. 실제로 다낭성난소증후군을 앓고 있는 환자들의 약 75퍼센트가 인슐린 저항성을 가지고 있다. 나머지 비율의 환자들도 당이용율은 저하되어 있는 상태다. 또한 인슐린 저항성이 높으면 혈당 조절에 어려움을 겪는다. 대사가 원활해야 하는 젊은 나이에 물만 먹어도 살이 찌고 아무리 운동을 해도 잘 빠지지 않는 몸이 되는 것이다.

    특히 과당처럼 혈당을 빠르게 올리는 음식을 많이 먹으면 인슐린 저항도가 높아진다. 살이 쉽게 찌고 조금만 움직여도 금방 피곤해진다. 이런 상태가 지속되면 가장 큰 피해를 보는 것은 두말할 것도 없이 난소다. 생식세포의 구조상 에너지 대사에 있어 가장 중요한 것은 인슐린 신호다. 인슐린은 에너지원이 세포 안으로 잘 들어가게 해주는 열쇠인데 이 역할을 제대로 하지 못하기 때문에 문제가 생기는 것이다.

또 인슐린 저항성을 높이는 주범이 바로 당독소다. 바삭하게 구워진 단것들을 먹으면 입은 기쁘지만 몸은 슬프다. 특히 생식세포는 치명타를 입는다. 첫째, 난소점막의 조직이 딱딱해지고 순환이 되지 않는다. 둘째, 생식세포가 성장하는 데 필요한 포도당이 세포 안으로 들어가는 통로를 막는다. 셋째, 난소가 만드는 호르몬 작용을 방해해서 궁극적으로 난포의 성장을 막아 정상적인 생리주기가 망가지게 된다. 다낭성난소증후군을 근본적으로 치료하려면 스트레스를 낮추고 체지방의 양을 줄이며 인슐린 저항성을 개선해서 인슐린 민감도를 높여야 한다. 구체적으로 무엇을 해야 할까?

당독소가 적은 식단과 인슐린 피크를 일으키지 않는 식단을 유지하는 것이다. 이 외에도 도움이 되는 영양소를 섭취하면 좋다. 캐럽 추출물은 인슐린이 일을 잘하게 도와 포도당 통로를 잘 열리게 도와준다. 이 과정이 잘되면 포만감을 느끼며 식욕도 잘 조절할 수 있게 된다. 밀배아 추출물은 생식세포가 이용하는 에너지를 근본적으로 늘려주어 난소가 일을 잘할 수 있게 돕는다. 몸 전체에 활력이 돌면서 전반적인 컨디션을 좋게 해준다. 가장 빠르고 효과적인 방법은 당독소를 해독하는 것이다. 인슐린 시스템을 재정비하고 염증으로 가득한 낡은 세포를 버리며, 재생이 빠르게 일어나게끔 해주는 단식모방식이FMD 소식식단과 함께 적용하면 염증 개선은 물론 인슐린 민감도 개선도 빠르게 일어나서 건강한 생리주기로 만들 수 있다. 이와 관련해서는 책 후반부에 좀 더 자세히 설명하도록 하겠다.

일상생활에서 우선순위에 두고 실천해야 할 일은 무조건 당독소 수치가 높은 음식을 줄이는 것이다. 이것만 실천해도 우리 몸은 눈에 띄게 변한다. 당독소를 줄이는 일이 내 몸을 살리는 일이라는 것을 명심하고 당장 시작해보자.

3
당독소가 염증, 열증, 탈모의 원인이다

현대인은 몸에 전기장판을 두르고 산다

약국에 잠시라도 머물러 본 사람은 알 것이다. 몸 여기저기에서 느껴지는 통증과 건조함을 호소하는 사람들이 정말 많다. 나이에 상관없이 호소하는 증세는 대부분 비슷하다. 실제로 약국을 찾아오는 분들이 가장 많이 호소하는 증세가 눈이 건조하고 어깨와 목에 열감이 느껴지고 두통도 심하다는 것이다. 약국에서 가장 많이 팔리는 것이 인공눈물과 파스인 이유도 염증과 대사열로 인한 메마름증 때문이다. 이 열이 점막을 무너뜨리고 결합조직을 파괴하는데 어떤 사람은 눈이 건조해지고 어떤 사람은 관절통을 느낀다. 이런 증세를 호소하는 분들을 살펴보면 대부분 윗배가 나오고 피부색 또한 칙칙한 갈색을 띠고 있다. 겉으로 보기에도 힘들어 보인다. 근육과 점막의 메마름이 보통 수위를 넘어섰기 때문이다.

열 자체는 생존에 꼭 필요한 것이다. 그러나 이 열은 몸이 더울 때나 운동을 하면서 발산되는 땀이나 더위와는 성격이 사뭇 다르다. 여러 가지 과도한 대사 과정과 염증 반응으로 인해 장기에서 생기는 대사열이 적절하게 빠져나가지 못하고 장기를 둘러싼 내장지방이 열을 가두면서 생기는 '속열'이기 때문이다. 속열의 근원은 소비되지 못한 에너지에서 비롯된다. 공장에서 생산되지 못한 채 컨베이어 벨트에 수북이 남아 있던 남은 에너지원이 원인으로 특히 지방에서 오는 경우가 많다. 많이 먹고 움직이지 않아서 간 주변의 혈관과 조직에 지방이 꽉 끼어 있는 경우 속열이 많아진다. 쉽게 말하자면 먹고 움직이지 않을수록 속열도 증가하는 것이다.

속열은 염증에서도 생긴다. 늘어나는 지방세포와 당독소가 유발하는 염증 신호에 따라 염증이 열을 만들어내기 때문이다. 염증을 표현하는 한자 '염炎'은 불이 두 개가 모여 있는 형태로 되어 있다. 글자에서도 또렷이 보이는 것처럼 '염증'은 곧 '열'이 된다. 예를 들면 피부에 종기가 나고 염증이 생기면 화끈거리며 빨갛게 된다. 아픈 부위에서 느껴지는 열감처럼 몸속 구석구석이 염증에서 발생한 열로 타오르게 되는 것이다. 몸에 뜨거운 전기장판을 두르고 있는 듯 온몸이 열감으로 뒤덮이는 몸이 건강하다고 볼 수 있을까?

탈모도 몸속 열증과 염증 때문에 생긴다

지방은 열을 낼 수 있는 에너지가 저장된 열 저장소인 동시에 물리적으로 열을 가둬두는 곳이다. 지방에 잉여에너지가 저장되면 염증과 당독소가 많아지면서 열이 발생한다. 앞으로 달려 나가지 못한 채 헛도는 자동차의 바퀴에서 연기가 자욱할 정도로 연기가 나는 장면을 생각해보자. 엔진이 과열되면 자동차 전체가 뜨거워질

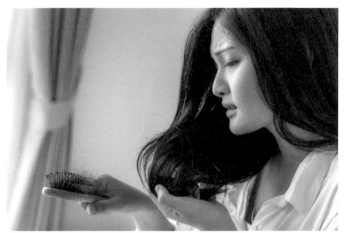
결국 탈모도 간 수치도 식습관을 비롯한 생활습관의 문제다.

것이다.

이렇듯 몸속 지방에서 생기는 열은 우리 몸에서 상대적으로 열전도율이 좋은 뼈를 타고 위로 올라가 혈관을 굳게 만들고, 눈을 뻑뻑하게 만들고, 뒤통수를 뻐근하게 만들면서 정수리 꼭대기까지 올라간다. 그야말로 '파죽지세'라는 말이 무색할 정도로 거세게 치고 올라가 두피의 모낭을 딱딱하게 만들고 죄다 마르게 만들어 탈모도 유발한다. 건물 어딘가에서 난 불이 꺼지지 않고 타올라 건물 전체를 잡아먹는 것과 같다.

탈모가 갑자기 진행되는 40대 중후반의 젊은 남성들은 남성호르몬 차단제나 탈모 방지약을 찾는다. 이런 호르몬제가 탈모를 지연시키기는 하지만 근본적인 치료라고 보긴 어렵다. 모낭을 태워버리고 딱딱하게 만든 열의 근원을 잘 생각해보는 게 장기적으로 탈모를 막는 데 도움이 된다. 이런 사람 중에는 간열이 심한 경우가 많다.

40대 초반의 남성이 약국에 찾아온 일이 있었다. 아내분과 함께 왔는데 간 수치가 800이 넘었다고 했다. 평소 속이 답답하고 피로 감을 크게 느껴서 내과에서 검사했는데 800이라는 어마어마한 수치가 나온 것이다. 사실 간 수치는 엄밀히 말하면 간 손상 수치다. 수치가 높을수록 심각하다. 보통 50만 되어도 피곤한 생활을 하고 있다는 말을 듣는데 800까지 올랐으니 살아서 걸어 다니는 것이 신기하다고 할 정도였다. 그대로 두면 간세포가 더 이상 일을 하지 못하고 간경화로 넘어갈 만큼 심각한 상태였다. 몸무게도 비만 기준을 넘어섰고 탈모에 눈도 건조하고 여드름도 심했다.

하루 일상을 살펴보며 식습관을 물어보니 아침은 아예 거르고 하루에 아이스 아메리카노만 석 잔 마신다고 했다. 물은 거의 안 마시는 듯했다. 게다가 고기를 너무 좋아해서 1주일에 5일을 소고기를 구워 먹는다고 했다. 여기가 끝이 아니다. 카드값으로 나오는 몇백만 원의 대부분이 편의점 결제라고 했다. 그는 새로 나온 과자나 음료가 있으면 무조건 사 먹는 습관이 있었다. 당독소와 정제 탄수화물과 과당과 커피의 '대환장 컬래버레이션'이라고나 할까. 열공장이 미친 듯이 가동되는데 냉각수를 넣어주기는커녕 냉각수를 다 빼버리고 있는 것과 같았다.

"이런 생활을 계속하면 정말 큰일 나요."

말 그대로 '큰일' 날 수 있었다. 이대로 가면 간뿐만 아니라 신장과 심장과 같은 장기까지 망가질 수 있었기 때문이다. 본인도 심각성을 감지했는지 식습관을 바꾸면서 약 처방을 같이하는 것으로 건강 계획을 새로 세웠다. 당장 시급한 것은 먹는 것을 완전히 바꾸는 것이었다. 편의점 간식을 끊고 당분간 열을 가해서 구워먹는 고기를 먹는 일도 그만두기로 했다. 이렇게 1년 정도를 관리하자 간 수치도 정상으로 돌아왔고 탈모증세도 완화되었다.

　결국 탈모도 간 수치도 식습관을 비롯한 생활습관의 문제다. 한겨울에도 아침부터 얼음물을 벌컥벌컥 마시거나 아이스 아메리카노를 들이붓는다. 속에서 열이 나니까 시원한 것을 찾는다. 하지만 차가운 음료는 속에서 나는 열을 꺼뜨리기는커녕 오히려 증세를 악화시킨다. 액상과당음료도 문제지만 아이스커피도 치명적이다. 카페인 성분이 몸에 있는 수분을 빼내기 때문이다. 열이 난 차에 냉각수를 넣었다고 생각하겠지만 오히려 냉각수를 빼는 역할을 하는 것과 같다. 수분이 부족한 상황에 그나마 있는 수분마저 마르게 하는 악순환이 반복되는 것이다. 여기에서 끝이 아니다. 아침에 차가운 것을 마시고 당이 떨어지는 오후 3시쯤이 되면 초콜릿 과자를 몇 개씩 먹는다. 그리고 저녁에는 단짠단짠의 음식을 선호한다. 스트레스를 느낄 때마다 과자, 빵, 떡, 국수, 라면을 배부르게 먹은 후 새벽 2시까지 잠이 오지 않아 먹방 유튜브를 보다가 잠이 든다.

　"이거 완전히 내 얘기인데?"

　CCTV로 감시라도 당한 것처럼 화들짝 놀랐다면 당신의 몸에는 열이 가득하다는 증거다. 간에서 생기는 열, 심장에서 생기는 열, 장기를 둘러싼 지방조직이 가두고 있는 열에 촉촉해야 할 점막, 혈관, 조직들이 다 메마르고 있다. 하루 24시간 쉬지 않고 돌아가는 열 공장을 가동하고 있는 셈이다.

당독소 최고의 빌런은 메틸글리옥살이다

　우리 몸이 열 공장이 되기까지의 과정과 원인을 살펴보자. 많이 먹되 몸을 움직이지는 않고 근육량이 부족한 상태에 노화까지 진행되고 있다면 신체 당 대사 과정 중에 '글리세르알데히드-3-인산GA3P, glyceraldehyde 3 phosphate'이라는 대사물질이 많이 쌓이게 된다. 글리세르알데히드-3-인산GA3P가 많아지는 순간 우리 몸은 여러 가지 다양한 방법으로 이것을 줄이거나 없애려고 한다. 주목할 부분은 GA3P이 디히드록시아세톤인산DHAP, dihydroxy acetone phosphate로 모양이 변형되어 당독소를 만드는 원료가 된다는 것이다.

당독소는 종류도 많고 각각의 특성 또한 조금씩 다르다. 그중에도 당독소 자체이면서 다른 당독소의 합성을 촉진하며 여기저기 돌아다니고 어떤 에너지원에서도 잘 합성되는 무지막지한 놈이 하나 있다. 사악한 영향력을 지닌 당독소 최고의 빌런은 메틸글리옥살MGO, methylglyoxal이다. 메틸글리옥살은 어디든지 잘 들러붙고 세포막의 바깥의 당독소 수용체에 붙어 면역을 과하게 활성화시킨다. 이렇게 면역세포가 불필요하게 흥분이 되면 또한 우리 몸은 마치 연쇄살인마와 마주치기라도 한 듯 심각한 위기상황이라고 인식한다. 고도로 흥분한 상태에서 혈당이 높게 유지되며 당분에 대한 욕구는 점점 더 커지게 되는 악순환을 거듭하는 것이다. 이 과정에서 혈당과 조직에 지방과 당독소가 쌓이면 불필요한 물질들로 꽉 차게 된다. 바로 이때 압력과 함께 열감을 느끼기 시작한다.

당독소는 냄비 밑바닥에 눌어붙은 음식물 찌꺼기처럼 잘 떨어지지 않는다. 떨어지기는커녕 냄비 자체를 망가뜨려서 못 쓰게 만든다. 단백질 기능을 방해하고 면역을 과활성화시켜 그렇지 않아도 정신적 스트레스가 많아서 피곤한 몸을 더 깊은 만성피로증후군의 구렁텅이로 몰아간다. 당독소가 덕지덕지 눌어붙은 우리 몸은 곧

버려질 냄비 신세와 다를 바가 없다. 죽을 것 같은 피로, 사라지지
않는 염증과 열증, 탈모에 이르기까지 몸에 좋지 않은 증세를 탄내
처럼 붙이고 살아가게 되는 것이다.

4
당독소가 척추관협착증의 원인이다

잘못된 식습관이 척추관협착증을 부른다

튼튼하게 지은 집도 풍파에 시달리면 하나둘 낡기 시작한다. 지붕이 새고, 창문틀이 낡고, 벽에 금이 가고, 전기배선이나 수도관에도 문제가 생긴다. 그러나 비슷하게 지은 집도 관리를 어떻게 하느냐에 따라 달라진다. 지어진 지 수백 년이 지났는데도 윤기가 흐르고 골조가 튼튼한 목조가옥이 있는가 하면 수십 년이 채 안 돼 무너지는 콘크리트 건물도 있다. 지반이 고르고 좋은 자재를 쓰며 기초공사를 잘하는 등 조건과 과정도 중요하지만 아무리 잘 지은 집도 방치하고 내버려 두거나 심지어 불까지 지른다면 멀쩡할 수가 없을 것이다.

태어날 때부터 병이 있거나 아주 약하게 태어난 몸이 있다. 그러나 비슷한 건강을 타고 태어났다면 이후에는 어떻게 몸을 챙기고 관리해왔느냐에 따라 달라진다. 약하게 태어났어도 건강하게 오래 사는 사람도 있는 반면에 튼튼하게 태어났어도 함부로 몸을 쓰고

척추관협착증

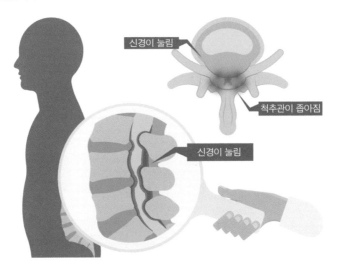

신경이 눌림

척추관이 좁아짐

신경이 눌림

나쁜 음식을 많이 먹는 습관을 지녔다면 뼈부터 근육까지 아프지 않은 곳이 없을 것이다.

우리 몸은 기계가 아니다. 나이가 들면 여기저기 고장이 나고 기능이 떨어진다. 뼈가 약해지고, 근육이 줄어들고, 시력도 나빠진다. 특히 오랫동안 몸을 지탱해온 척추에 문제가 생기는 경우가 많다. 나이가 들수록 그러려니 하고 받아들이는 질환 중의 하나가 척추관협착증이다. 그런데 이 척추관협착증이 잘못된 식습관으로 인한 당독소가 커다란 원인이 된다는 사실을 아는 사람은 의외로 적은 듯하다.

앞에서도 여러 번 말한 것과 같이 당독소는 음식물을 통해 섭취되는 에너지의 주요 원료다. 만약 식습관이 불규칙하거나 과도한 당독소 섭취로 인해 체중이 증가한다면 척추에 부하를 주는 요인이 된다. 과체중이나 비만은 척추에 부담을 주어 척추관의 크기를 줄이고 척추 디스크에 압력을 가한다. 이로 인해 척추관의 협착증이 악화될 수 있다. 또 한 가지는 혈당과 관련한 문제다. 과도하게 섭취된 당독소는 혈당 수준을 급격히 높이는 요인이 된다. 이러한 혈당 변동은 염증 반응을 촉진시킨다. 당독소가 염증 반응을 증가시키고 척추관협착증을 악화시키는 요소가 될 수 있다.

혀보다 몸을 위한 선택을 해야 한다

척추관협착증은 총체적인 만성염증의 결과물이다. 척추관협착증에 영향을 미치는 요소는 당독소, 흡연, 인슐린 저항성, 노화, 잘못된 자세 등이다. 이외에도 복합적인 요소가 작용해서 몸속 깊은 곳의 결합조직, 신경, 혈관까지 망가지는 것이다. 단순히 나이가 들어서 생기는 질환이 아니라는 것을 약국에 찾아오신 70대 척추관협착증 환자인 선화 님(가명)의 사례를 들어 살펴보겠다. 건강검진 결과를 들어보니 갑상선 기능 이상과 간 수치 이상 소견이 있었다. 장기능도 떨어지고 장 점막의 상태 등 전반적인 미생물의 균형도 좋아 보이지 않았고, 특히 극심한 피로감을 호소했다. 과연 해결책이 있을까?

우선 당독소를 줄이는 일부터 말씀드렸다. 정제 탄수화물, 과당, 당독소가 많은 음식은 무조건 멀리하라고 했다. 몸에 저장된 지방을 에너지로 빠르게 소모해서 몸의 대사 기능을 정상화시켜야 한다는 설명을 하면서 소식하는 것도 좋은 방법이라고 알려드렸다. 며칠 정도 힘들 수도 있지만 다시 활력 있는 컨디션을 유지하기 위해서는 반드시 필요한 스텝이었기 때문이다. 선화 님이 당독소를 해독하기 시작한 지 보름쯤 지나자 효과가 왔다며 연락을 주셨다.

"발바닥에 감각이 느껴져요. 어제 냉장고가 고장나서 어쩔 수 없이 냉장고 청소를 했는데도 아침에 일어나서 허리 통증이 없었어요. 이제 좀 사는 것 같아요."

혀의 즐거움을 포기하고 몸의 기쁨을 선택한 결과였다. 현대인들의 식습관과 환경에서 비롯된 염증, 당독소, 잉여에너지는 정상적인 면역 반응을 방해하는 것은 물론이고 생존에 꼭 필요한 상처의 치유와 세포의 재생 기능마저 약화시킨다. 그러나 길을 잘못 들었다면 다시 되돌아나가면 된다. 아직 우리에게 기회는 남아 있다. 나이가 들어 근육량이 적어도, 이미 만성염증 상태여도 지금보다 나은 몸으로 회복시킬 수 있는 것이다. 만성염증과 피로의 단계에서 척추관협착증까지 왔다면 몸의 리모델링은 선택이 아니라 필수다. 허리 통증 없이 건강하게 오래 살고 싶다면 지금이라도 혀보다 몸을 위한 선택을 하자.

5
당독소가 눈과 치과 질환의 원인이다

단백질에 당독소가 붙어 질환이 생긴다

사람에게 눈은 '본다'는 사실 하나만으로도 매우 중요한 기관이다. 인간은 직립보행이 가능해진 이래 눈높이에 맞춰 수평적 관점에서 세상을 바라보게 됐고 자신의 앞은 물론 뒤와 옆까지 볼 수 있는 넓은 시야를 확보했다. 인간에게 눈은 세상을 보게 하는 물리적 시력인 동시에 과거와 현재를 연결해서 생각하는 역사적 시점과도 관련 있고 미래를 내다보는 전망은 물론 다른 사람의 눈으로 사안을 바라보는 심리적 관점과도 연관이 있다.

인간에게 눈이 중요한 만큼 안과질환과 당독소의 관계를 살펴보는 것도 매우 의미 있는 일이다. 흔한 안과질환 중에 백내장이 있다. 백내장은 수정체에 있는 단백질에 당독소가 붙어 구조적 변형이 일어나 용해도가 떨어져 뿌연 침전이 생겨 시력을 잃게 하는 질환이다. 주로 활성산소가 많은 영향을 주는 것으로 알려져 있는데 당독소가 핵심 원인 중의 하나다.

황반변성은 나이가 들면 오는 퇴행성 질환으로 알려져 있다. 황반에 지질산화 퇴적물이 쌓이면서 신생혈관의 생성과 삼출액으로 인해 시력을 잃게 하는 치명적인 질환으로 습식과 건식 황반변성이 있다. 이 질환 역시 당독소가 주요 발병인자 중의 하나라고 봐도 과언이 아니다.

녹내장은 고혈압과 같이 안압이 높아서 오는 질환으로 인식돼 있는데 동양인과 서양인의 발병 원인이 다르다. 서양인의 90퍼센트는 안압이 높아지면서 오는 녹내장을 앓지만 동양인 특히 중국, 일본, 한국인의 경우 안압이 정상인데도 녹내장이 오는 경우가 많다. 안압의 높낮이와 상관없이 결과적으로는 시신경의 손상으로 인해 실명이 되는데 안압을 낮추는 약물 이외에 별다른 치료약이 없다. 정상 안압 환자에게도 안압을 낮추는 처방을 할 수밖에 없는 것이 현실인 것이다. 녹내장은 과거에는 안압에 의한 질환으로 인식되었으나 최근에는 신경 퇴행성 질환으로 정의하고 있다.

당독소는 녹내장 발병과 어떤 관계가 있을까. 시신경을 덮고 있는 사상판이라고 하는 시신경 보호 덮개가 있다. 안압이 높아질 때 신경이 눌려 시력에 문제가 되는 것을 보호하는 기능으로 빨랫줄처럼 팽팽하게 나열돼 있다. 팽팽한 빨랫줄에 빨래를 널면 빨랫줄이 축 처지는 것처럼, 시신경 보호 장치인 사상판에 당독소가 붙으면 안압에 의해 휘어진다. 보호막 역할을 해야 하는 사상판이 오히려 시신경을 눌러 시력을 손상시키는 결과를 가져오는 것이다. 사상판은 콜라겐으로 이루어져 있어 탄력성이 좋다. 안압에 의해 휘어지더라도 복원력이 높아 원래대로 다시 회복될 수 있지만 당독소가 붙으면 단백질에 구조적 변형이 일어나 탄력성에 손상을 입는다.

회복력이 떨어지면서 시신경을 눌러 안압 보호 효과가 소실되고 손상의 원인이 되는 것이다.

사상판 덮개의 휘는 정도에 따라 녹내장이 얼마만큼 진행됐는지 진단할 수 있다는 보고가 최근 안과 전문지에 발표됐다. 여기에 당독소 이론이 접목되면 새로운 녹내장 진단 및 치료 방법이 모색될 수 있을 것으로 생각된다.

당독소가 잇몸의 염증과 손상에 영향을 준다

범죄를 소재로 한 소설이나 드라마를 보면 시신을 발견했을 때 치아의 형태를 살펴보는 장면이 나온다. 시신의 치아를 통해 누군지 알아낼 수 있는 이유는 무엇일까? 치아는 개인마다 형태와 크기가 조금씩 다르다. 이러한 개인별 차이점은 발생 초기에 결정되기 때문에 개인의 유전적 특성을 반영한다. 치아는 특정한 위치에 배치돼 있다. 이 위치 또한 개인별로 조금씩 차이가 있다. 또한 부상, 질병, 유전적 이상 등으로 인해 변형되거나 치료를 받았을 때도 특정한 흔적이 남는다. 덧니의 성장 패턴과 치아 뼈의 변화를 통해 개인의 연령대를 대략 파악할 수 있다는 점도 특정 개인을 식별하는 데 도움이 된다.

실제로 치아는 우리가 죽은 후에도 오랫동안 부식되지 않고 남아 있을 만큼 단단하며 딱딱하고 질긴 것을 씹고 뭉개고 으스러뜨릴 정도로 힘이 좋다. 옛 어른들은 치아가 튼튼한 것을 오복 중의 하나로 여길 만큼 중요하게 여겼다. 칫솔질만 잘한다면 죽을 때까지 별 문제 없이 쓰는 것이 치아일 것 같지만 주기적으로 치과 진료를 받아야 하는 것이 현실이다.

　나이가 들면 치주질환 발병률이 높아지고 치조골의 부실로 임플란트를 해야 하는 경우가 많다. 치주질환 환자의 침 속 당독소의 양을 분석한 결과 치주염 그리고 임플란트 치주염의 경우 건강한 사람에 비해 약 50배나 높게 존재하는 것으로 보고됐다. 당독소가 실제로 잇몸의 염증과 손상에 직접적인 영향을 준다는 연구 논문 보고도 있다. 구강질환자의 침에 당독소가 높다. 그 원인으로 구강 내 치주질환을 일으키는 특정 병원성 세균이 당독소를 생성하는 것으로 확인됐다. 이 세균이 치주염을 일으키는 원인균으로 돼 있어 치주질환과 당독소의 상관관계가 매우 높은 것으로 판단된다.

　약국에 오신 손님 중에 70대 여성 분이 계셨다. 당뇨가 있었는데 임플란트를 해야 하는 상황인데도 치조골이 녹아서 할 수 없는 상태였다. 문제는 치조골만 녹은 게 아니라 잇몸에도 염증이 있어서 그야말로 총체적 난국이었다. 임플란트를 못 하는 것은 둘째로 치더라도 구강 건강 전체에 빨간불이 들어온 것이 더 심각하게 다가왔다. 게다가 당뇨까지 앓고 있었으니 치조골이 재생되고 염증을 해결하는 에너지가 부족할 수밖에 없었다. 당뇨를 앓는 분들이 가장 두려워하는 것이 치과질환이다. 심할 경우 침도 잘 안 나온다. 입 냄새도 점점 심해진다. 입안이 무서울 정도로 마르는 것이다. 상태를 살펴본 후 6개월 정도 당독소 해소 처방을 드렸는데 그러고 나서 임플란트를 할 수 있게 되었다.

　이분처럼 당뇨환자의 경우 잇몸 질환 발병률이 높고 임플란트를 할 수밖에 없는 상황에 부닥치는 경우가 많다. 이런 원인 역시 당독소가 핵심이다. 당뇨환자는 임플란트를 하고 싶어도 치조골이 부실해서 재생이 안 되면 할 수가 없다. 이를 해결하고자 뼈를 이식하거나 뼈 성장 호르몬을 처방받아도 좋지 않은 결과가 나오기도 하는데 당뇨로 인한 당독소가 치조골의 형성을 방해하기 때문이다. 당뇨가 있으면서 임플란트를 제대로 하려면 혈당을 조절하는 것이 중요하고 당독소를 낮추는 것은 더욱 중요하다. 치조골 부실이 단순히 구강의 문제가 아니라는 것을 인식하는 것이 우선이다.

치아에 문제가 생기는 이유도 결국 신체의 전체적인 시스템이 부실해졌기 때문이다. 당독소가 세포외기질에 많이 들러붙어 있어서 잇몸 조직이 무너지고 뼈에 있는 콜라겐에 붙어 뼈의 재생을 방해하는 것이다. 이런 원론적인 문제를 생각하지 않고 국부적인 문제로 인식하고 접근한다면 치료에 실패할 확률이 높다.

6

당독소가 아이의 성장을 방해하는 원인이다

분유를 통해 당독소가 전달된다

세상에는 소중하고 진귀한 것이 참 많다. 삶에서 무엇을 가장 소중하게 여기는지 묻는다면 저마다의 가치관과 인생관에 따라 다른 대답이 나올 것이다. 누군가는 인생의 주체인 자기 자신을 선택할 것이고 누군가는 공기나 물 같은 환경적인 부분을 중요하게 여길 것이다. 또는 돈과 집 같은 물질적인 부분일 수도 있고 명예, 행복, 소속감 같은 정신적인 부분일 수도 있다. 질문을 바꿔서 누구를 위해서 이런 것들이 중요하다고 물어보면 열에 아홉은 '사랑하는 가족'을 위해서라고 말한다. 특히 '자녀가 행복하길 바라니까'라는 응답이 압도적으로 높다.

세상에 태어나서 누릴 수 있는 기쁨 중의 하나가 부모가 되는 일이라고 한다. 요즘엔 비혼을 선택하는 사람도 많고 결혼을 바라보는 시각 자체가 달라졌다. 그럼에도 아이를 낳은 이상 막중한 책임감과 더불어 성장하는 과정을 지켜보는 일은 변함없이 커다랗고 순

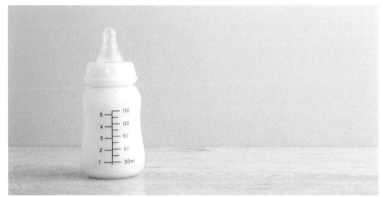

분유는 우유를 고열에서 분사해 작은 입자로 만들어서 순식간에 건조하는 방법으로 만들어진다. 이렇게 수분이 없는 상태에서 당과 단백질이 계속 결합하고 당은 단백질과 결합해 변질되며 독소가 된다.

수한 기쁨이다. 그런데 이렇게 소중한 아이를 해치는 것이 아이의 가장 가까운 곳에 있다면 믿을 수 있겠는가? 그것도 매일매일 먹는 분유에 말이다.

분유는 우유를 고열에서 분사해 작은 입자로 만들어서 순식간에 건조하는 방법으로 만들어진다. 이렇게 수분이 없는 상태에서 당과 단백질이 계속 결합하고 당은 단백질과 결합해 변질되며 독소가 된다. 연구 자료에 의하면 모유 대비 평균 70배, 최고 400배의 당독소가 분유에 들어 있다고 한다. 아이에게 분유를 통해 당독소가 전달되어 축적되면 어떻게 될까? 면역이 저하되고 아토피나 알레르기 등 건강에 부정적인 영향을 줄 가능성이 커질 수밖에 없다.

모유 및 분유 수유 후 섭취된 당독소 총량을 비교한 연구 결과도 있다. 3~10개월 사이 '하루 동안' 섭취한 당독소 총량을 비교한 수치는 다음과 같다.

모유를 먹은 유아	4ng/kg/day
당독소 총량이 낮은 분유를 먹은 유아	270~330ng/kg/day
당독소 총량이 높은 분유를 먹은 유아	1,300~1,500ng/kg/day

모유를 먹은 유아보다 당독소 총량이 낮은 분유를 먹은 유아는 67.5~82.5배 많은 당독소를 하루에 섭취한 것이다. 그러나 이것도 당독소가 높은 분유를 먹었을 때의 수치에 비하면 장난에 불과하다는 것을 알 것이다. 모유보다 무려 325~375배나 많기 때문이다. 평생이 아니라 단 하루에 섭취한 양이 이 정도라는 것은 더욱더 충격적이다. 최근 미국 당독소 학회에서 발표된 논문자료에는 분유에 들어 있는 당독소가 음식 알레르기를 일으킬 위험성을 증가시킨다고 보도했다.

어릴 때부터 당독소가 몸속에 많이 축적된 아이들은 면역력 저하로 인해 감기에 잘 걸리고 피부 질환에도 취약하다. 심각한 아토피 증상으로 고통을 겪기도 한다. 그렇다면 무조건 분유를 끊어야만 할까? 가능하다면 모유 수유를 하는 것이 좋지만 안타깝게도 어려운 상황도 있을 것이다. 여러 가지 이유로 모유 수유가 어렵다면, 당독소 저감 유산균을 권한다. 분유를 먹이는 아이들이 당독소 저감 유산균을 먹으면 어릴 때부터 당독소의 무지막지한 피해에 속수무책으로 당하는 것을 막을 수 있다. 아이들은 어릴수록 해독시스템이 발달하지 않아서 자라나는 동안 당독소의 해로움이 성장, 두뇌 발달, 면역체계에 고스란히 전달되기 때문이다. 분유에 많은 당독소인 카복시메틸라이신CML의 장내유입을 차단하는 당독소 유산균을 가능한 어릴 때부터 먹이면 분유의 피해를 줄이고 아이를 괴롭히는 아토피 등의 면역 저하를 막을 수 있다.

아토피는 피부질환이 아니라 전신질환이다

아토피가 제대로 연구되기 전까지는 학계에서도 아토피를 피부질환으로 인식했다. 하지만 아토피는 '전신질환'이다. 우리 몸의 시스템이 고장 나서 발생하는 자가면역질환인 것이다. 대전에 있는 아토피 전문 피부과 원장님이 아토피 유형을 다음과 같이 분류했다. 아토피의 유형으로는 고알르레기성, 피부 독소형, 장독소·당독소형, 유전성·건조성이 있다. 그중 장독소·당독소형 아토피가 체내 당독소 수치가 쌓이면서 생기는 아토피다.

아토피 질환을 앓는 쥐에게 당독소 원인 물질인 글리옥살을 투여했더니 아토피 질환이 악화됐다는 보고가 있다. 하지만 여기에는 생각지 못한 문제가 하나 더 있다. 아토피 증상이 악화된 쥐들은 가려움증에 고통받는 나머지 잠도 제대로 자지 못했다는 것이다. 이 실험이 증명하는 것은 무엇일까? 아토피 질환을 앓는 아이가 당독소가 많은 피자나 햄버거 같은 음식을 먹었을 경우, 평소보다 훨씬 심한 가려움증이 올 뿐만 아니라 잠들기 어렵기까지 하다는 것이다. 수면의 질, 입면 시간, 취침 후 컨디션 등 아토피가 수면장애까지도 영향을 끼치는 질환이라는 사실은 아토피를 앓는 아이를 키운 부모라면 고개를 끄덕이며 동의할 것이다.

아이들에게 충분한 수면이 보장되지 않으면 성장 호르몬이 제대로 나오지 않고 뇌의 인지질 발달에도 영향을 미친다. 기억력과 인지능력 발달에 손상을 받을 위험이 커지는 것이다. 당독소 자체도 성장 호르몬에 달라붙어 성장을 방해한다. 그런데 거기에 잠까지 부족하면 어떻게 될까? 아이의 건강한 성장을 위해서라도 아토피를 단순한 피부병으로 여기면 안 될 것이다. "아이들은 아프면서 큰다"는 말도 있지만 이제는 이 말도 바뀌어야 한다. 오히려 아프지 않아야 성장과 발달에 에너지를 모을 수 있다. 아이들은 당독소를 해독하는 능력이 성인에 비해 턱없이 부족해서 그 피해를 고스란히 받는다. 만성비염, 아토피를 앓는 아이들의 성장이 더딜 수밖에 없는 것이다.

당독소는 뼈 동화작용을 방해한다

태어난 순간부터 완전한 성인이 되기까지 아이들은 지속적으로 성장한다. 각각의 시기에 따라 눈에 띄게 쑥쑥 성장하기도 하고, 조금 더디게 성장하기도 한다. 하지만 태어나서 가장 많이 성장하는 때는 출생 시부터 만 2세까지의 시기다. 이 시기에는 1년에 키가 약 10~25센티미터까지 자란다. 2세를 지나 사춘기 이전까지 성장 발육 속도가 다소 주춤해지는 경향이 있는데 그래도 평균적으로 1년에 평균 약 5~6센티미터씩 자란다. 그러다가 성장 속도가 다시 빨라지는 게 사춘기의 시작인데 보통 여아의 경우 11세, 남아의 경우에는 약 13세경에 사춘기가 시작된다. 아이들의 성장은 호르몬이 조절해준다. 인슐린 유사 성장인자IGF-1, 성장호르몬hGH, 갑상선호르몬 T3&T4, 그리고 인슐린의 역할이 필수적이다. 이런 호르몬들의 조화가 아이들의 뼈와 근육이 잘 성장하게 이끌어준다.

성장기 때 가장 중요한 것은 영양소를 골고루 섭취하는 일이다. 양질의 단백질, 복합탄수화물, 지방의 섭취와 칼슘, 마그네슘, 아연과 같은 미네랄과 비타민 D_3의 섭취도 중요하다. 하지만 이 성장의 시그널들이 영양소와 조화를 이루어 뼈와 근육이 잘 자라도록 방해받지 않아야 한다. 불균형한 영양섭취, 과식으로 인한 비만, 정신적 스트레스, 부족한 수면, 운동 부족, 질병 등은 성장호르몬의 분비를 저해하고 성장에 집중하지 못하게 만드는 요인으로 작용한다.

특히 영양과다와 비만은 대표적으로 키 성장을 방해하는 요소다. 청소년의 키 성장을 방해하는 가장 큰 요인으로 지목되는 것은 바로 성조숙증이다. 성조숙증 때문에 성장지연 주사를 맞는 아이들도 있다. 성조숙증의 원인 중 하나가 육류와 유제품의 과다섭취이다. 육류와 유제품에는 분지사슬 아미노산BCAA이라고 하는 아미노산이 많다. 이 아미노산에 발린, 류신, 이소류신이 해당된다. 성장기에 어느 정도 섭취하는 것은 성장에 도움이 되지만 과다할 경우 오히려 비만과 성조숙증을 유발하고 나아가서 인슐린 저항성을 유도하여 당뇨와 같은 대사증후군을 유발하게 된다. 과유불급이라고 하는 말은 이럴 때 맞는 말인 것 같다. 과다한 분지사슬 아미노산BCAA은 mTORC1이라는 신호 전달 단백질을 통해 '문명질환'이라고 일컫는 비만, 성조숙증, 여드름, 인슐린 저항성, 대사증후군, 암, 퇴행성 질환까지 차례로 이끌게 된다.

요즘 아이들은 '성장에 좋다'라는 이유로 많은 유제품을 먹는 듯하다. 그러나 지나치게 많이 먹을 경우 분지사슬 아미노산BCAA, Branched-Chain Amino Acid과 비非 분지사슬 아미노산Non-BCAA의 비율이 틀어지게 된다. 이 신호는 비만, 인슐린 저항성, 성조숙증, 여드름을 유발할 뿐만 아니라 식욕 조절도 어렵게 만들어 악순환을 일으킨다. 분지사슬 아미노산BCAA은 유제품이나 단백질 보충제에 많이 들어 있는 아미노산으로 류신, 이소류신, 발린을 말한다. 우유는 그야말로 소의 젖, 즉 어린 송아지를 위한 것이다. 지방, 조직, 뼈가 빠르게 자라나는 신호를 주기에 송아지를 단시간에 어른소로 만들어준다.

아이들의 키와 근육을 성장시키는 데는 도움이 된다. 하지만 과할 경우 '자라지 말아야 할 것'들도 자라게 되는데 지방과 염증을 키우는 신호를 증폭시킨다. mTORC1이라는 신호 전달 단백질을 경유하여 어릴 때는 성조숙증과 비만을 유발하고 나이가 들수록 인슐린 저항성과 당뇨 같은 대사증후군을 유발하며 더 나아가 암과 퇴행성질환을 일으키는 신호를 주게 된다. 시드니대학교 생명과학대학원 연구팀에 따르면 분지사슬 아미노산BCAA이 근육 형성에 영향을 줄 수 있지만 과다 섭취할 경우 체중을 늘리고 기분을 나쁘게 하며 수명이 줄어드는 부작용이 있다는 연구결과를 발표했다.

우유는 배불리 먹지 못했던 시대에 완전식품으로 추앙받았다. 그러나 현대처럼 먹을거리가 풍부한 시대에 과하게 섭취하면 반드시 대가를 치르게 되는 영양소다. 특히 성장이 더디게 진행되는 사춘기 이후 청소년에게 여드름과 성조숙증을 유발하고 비만의 원인이 되며 과식을 유발한다. 분지사슬 아미노산BCAA이 대사될 때 트립토판, 세린, 글리신을 많이 써버려 세로토닌 고갈을 초래한다. 이로 인해 포만감이 잘 들지 않게 된다. 먹어도 배부른 기분이 들지 않기 때문에 과식을 하게 되고 칼로리 과잉 섭취로 이어지기 때문이다.

과식과 저장신호가 많아짐으로 생기는 잉여에너지가 많아짐에 따라 당독소 또한 많아진다. 당독소는 성장판에서 일어나는 조골세포의 뼈 동화작용을 심각하게 방해한다. 말랑말랑한 성장판의 조직에 달라붙어 성장판을 굳게 하고 염증신호를 일으켜 아이들의 성장에 필요한 에너지를 과도한 면역 반응으로 인해 잃어버리게 만든다. 어릴 때부터 아토피나 천식이 있거나 병치레를 자주 하는 아이들이 성장이 더디고 체력이 떨어지는 이유도 성장에 필요한 에너지를 면역 반응에 뺏기기 때문이다. 영양소 과다 섭취로 인한 '문명질환의 행진'에서 벗어나려면 당독소를 유발하는 음식부터 단호하게 적게 먹자.

성장에 매몰되어 성숙을 잃어버리지 말자

예전의 아이들과 지금의 아이들이 자라는 환경을 비교해보면 정말 많은 것들이 바뀌었다. 배달음식과 외식문화가 일반화된 식습관이 아이들의 성장과 발달에 도움이 될까? 지금은 '무엇을 먹을 것인가'보다 '무엇을 먹지 말아야 할 것인가'를 고민해야 할 때다. 음식으로 인한 피해를 최소화하기 위한 우리의 선택이 얼마나 중요한지 알아야 하는 것이다. 아무거나 잘 먹는다고 건강에 도움이 되는 시대가 아니다. 소중한 아이의 건강에 무엇이 방해가 되고 있는지 인식하고 제대로 관리해야 한다.

바쁜 현대사회에서 시간이 없는 부모는 인스턴트 음식을 사 오고 배달음식을 시켜주며 가공음식을 에어 프라이기에 돌린다. 코로나19라는 전대미문의 팬데믹이 끝났지만 미세먼지와 먹을거리 등 아이들을 위협하는 요소들은 곳곳에 남아 있다. 면역력이 약해진 아이들이 감기에 걸리면 병원에 데려가 항생제를 먹인다. 1년 내내 콧물을 달고 사는 아이들에게 키가 크지 않는다고 유청 단백질에서 유래한 성장 영양제를 먹이고 성장 주사를 맞힌다. 학원 가느라 바빠서 햇볕 쬐며 뛰어놀 시간이 없는 아이들은 먹을거리에 의해, 환

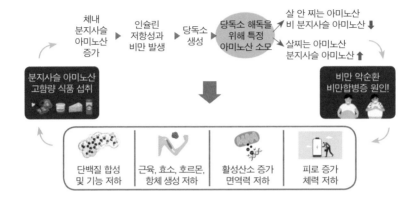

분지사슬 아미노산 고함량 식품 섭취 → 체내 분지사슬 아미노산 증가 → 인슐린 저항성과 비만 발생 → 당독소 생성 → 당독소 해독을 위해 특정 아미노산 소모 → 살 안 찌는 아미노산 비 분지사슬 아미노산 ↓ / 살찌는 아미노산 분지사슬 아미노산 ↑ → 비만 악순환 비만합병증 원인!

단백질 합성 및 기능 저하 | 근육, 효소, 호르몬, 항체 생성 저하 | 활성산소 증가 면역력 저하 | 피로 증가 체력 저하

경에 의해 열증으로 타들어가다가 염증에 시달린다.

예전에는 부모들이 아이들에 대해 하는 말 중에 "밥이나 잘 먹었으면 좋겠다."가 많았다. 그런데 최근엔 "아이가 잘 때 땀을 많이 흘려요. 공부에 집중을 못 하고 잔병치레가 많아요."라는 호소가 많아졌다. 생활습관, 특히 식습관의 변화가 불러온 현상이다. 당독소, 정제 탄수화물, 과당, 유제품이 과다한 식이가 유발하는 염증과 열증으로 인해 면역력 저하, 아토피, 성조숙증, 주의력결핍 과다행동장애ADHD까지 아이들을 힘들게 하는 증세는 끝이 없다.

이렇듯 당독소가 많은 음식은 뼈 성장만 방해하는 것이 아니라 아이들의 전반적인 컨디션을 좋지 않게 만들고 불필요하게 작용하는 면역 반응 때문에 기회비용마저 지불하게 만든다. 어릴수록 몸에 고스란히 영향을 받지만 현재 자신의 스트레스 상태를 인지하기 어렵고 심지어 스트레스를 받고 있다는 생각조차 하지 못할 확률이 높다. 그저 짜증이 나고 이유를 알 수 없는 불편감을 느끼며 그에 대한 보상으로 군것질에 탐닉한다. 그럴수록 당독소가 쌓이고 염증과 열증은 심해지며 몸도 아프고 심리적으로 불안해진다.

죄 없는 아이들이 고통을 당하는 이유가 어른들의 잘못 때문이기에 그저 마음이 무거울 뿐이다. 너 나 할 것 없이 키 큰 아이를 만들고, 공부 잘하는 아이로 만들고, 옆집 아이보다 뛰어난 아이를 만들고, 경쟁에서 이기는 아이를 만들기 위해 아이들에게 정말 중요한 것을 빼앗고 있는 것은 아닌지 뼈아픈 성찰이 필요한 때다.

7

당독소가 골다공증과 당뇨의
원인이다

노인이라서 골다공증이 오는 게 아니다

"당독소의 미래는 무궁무진해서 무엇이든 될 수 있다."

이보다 무시무시한 말이 또 있을까. 당독소는 우리 몸속에 정착할 기관만 정하면 그다음부터는 일사천리로 움직인다. 당독소가 붙는 신체기관이 따로 정해져 있는 것도 아니다. 뇌, 피부조직, 혈관, 위장, 뼈, 지방세포, 호르몬 등 몸속에 존재하는 그 어떤 것에도 붙을 가능성이 있다. 당독소의 특징은 이미 말했듯이 딱딱해진다는 것이다. 옷으로 예를 들면 건강한 사람은 좋은 모직으로 잘 짜인 옷이다. 오래 입어도 해지지 않을 정도로 옷감이 탄탄하고 훌륭하다. 하지만 그 옷에 껌이 붙거나 이물질이 튄다면 실이 풀어지고 엉키면서 뭉친다. 옷감이 딱딱해지고 탄력이 사라지게 되는 것이다. 이 껌이나 이물질이 바로 당독소와 같은 역할이다.

뼈는 콜라겐과 칼슘의 복합체다. 단단해 보이지만 사실 뼈는 탄력성을 가지고 있다. 그래서 일상생활을 하다가 충격이 가해져도 바로 부러지지 않고 그 힘을 흡수해내는 것이다. 당독소가 뼈를 구성하는 콜라겐에 붙으면 그 부위가 딱딱해진다. 젊은 사람에게서는 발견하기 어려운 골다공증이 노인에게서 많이 나타나는 이유는 단지 '늙어서'가 아니다. 노인의 몸에는 평생토록 쌓여온 당독소들이 이미 뼈에 덕지덕지 붙어 있다. 그 당독소가 뼈를 딱딱하게 만들었기 때문에 조금만 충격을 가해도 금세 부러지는 것이다. 반죽의 형태에서는 말랑말랑하던 쿠키 도우가 굽고 나면 조금만 힘을 가해도 툭툭 부러지는 것과 비슷하다.

당독소는 조골세포 기능을 심각하게 방해한다. 우리 몸의 세포는 오래된 뼈를 부수고 새로운 뼈를 만드는 과정을 끊임없이 반복한다. 오래되고 낡아 구멍이 숭숭 뚫린 뼈를 조각내고 녹여서 밖으로 내보내는 세포를 '파골세포'라고 한다. 반대로 새로운 뼈를 만들어 골밀도를 높이고 골강도를 채워주는 세포를 '조골세포'라고 한다.

신체에 당독소가 쌓여 염증 반응이 높아지면 우리 몸은 위기 상황으로 인식한다. 한가롭게 뼈를 만들고 있을 때가 아니라고 인식하는 것이다. 조골세포 기능이 억제되면 파골세포의 기능이 부각된다. 뼈가 녹아내리고 있는데 새로 만들어지지 않는 것이다. 이렇게 균형감이 깨진 상태를 이미 스트레스 상황이라고 인식하며 스스로 대비하고 있는 몸에 당독소가 가득한 음식을 넣으면 어떻게 될까? 그야말로 아비규환, 비상사태에 뼈와 세포외기질 조직들이 허물어지기 시작한다. 면역세포에 가져다줄 군량미를 모으기 때문이다. 세포외기질은 칼슘의 1차 보관창고에 해당한다. 세포외기질이 녹으면 생리활성에 필요한 칼슘이 필요할 때마다 뼈에서 꺼내 쓰게 되고 골다공증이 더욱 심해지는 것이다.

골다공증에는 칼슘보다 아연이 중요하다

사람들은 골다공증 혹은 골감소증이라고 하면 본능적으로 칼슘부터 챙긴다. 흡수율이 좋은 칼슘, 비타민 D, 콜라겐 등에 대한 정보를 찾는다. 특히 부모님이 골다공증이라고 하면 칼슘 관련 제품 중에서도 가장 좋다는 것을 구입해서 보내드린 경험이 한두 번쯤은 있을 것이다. 뼈는 칼슘으로 이루어졌기 때문에 보충하면 될 것으로 생각하고 또 그렇게 학습해왔기 때문일 것이다. 그런데 과연 칼슘을 섭취하면 골다공증이 좋아질까? 생각보다 효과가 낮은 이유는 골다공증의 핵심이 칼슘의 문제가 아니기 때문이다. 가공식품이 범람하고 어릴 때부터 식습관이 망가져 칼슘을 보충해야 하는 상황에 놓인 것도 현실이다. 하지만 실제 임상결과를 보면 칼슘을 보충한다고 해서 골다공증이 개선되진 않는다. 그렇다고 칼슘을 보충할 필요가 없다는 뜻은 아니다. 그보다 칼슘이 뼈에서 빠져나간 이유를 아는 것이 더 중요하다. 모든 원인을 완벽하게 알 수는 없지만 핵심 원인만 알더라도 충분히 대처하고 예방할 수 있기 때문이다.

골다공증을 유발하는 인자로는 호르몬의 감소, 자주 그리고 높게 유지되는 혈당, 잉여에너지, 만성염증, 아연 부족, 당독소, 스테로이드 약물 등이 알려져 있다. 가장 큰 원인은 당연히 '호르몬 감소'의 문제다. 물론 갱년기 이후 호르몬의 변화를 겪는 여성들이 모두 골다공증에 걸리는 것은 아니다. 호르몬과 다른 요인이 복합적으로 작용해서 골다공증을 유발하기 때문이다. 골다공증 유발 인자로 칼슘 부족을 지목하지 않는다. 비타민 D가 부족해서도 아니고 콜라겐 부족도 아니다. 왜 뼈의 칼슘의 양의 균형이 무너졌고 칼슘이 뼈에 들어가는 것보다 빠져나오는 것이 많아졌는지, 즉 조골과 파골의 균형을 무너뜨린 것이 무엇인지 아는 것이 중요하다.

골다공증을 해결하려면 가장 기본적인 것이 '아연'의 부족 여부를 확인하는 것이다. 뼈를 만드는 세포인 조골세포에 아연이 부족하면 칼슘이 뼈에 잘 축적되지 않는다. 골다공증에 아연이라니? 아마 처음 들어볼 것이다. 그러나 꼭 기억하자.

"칼슘보다 더 중요한 것은 아연이다!"

일반세포에 아연이 1개 들어 있다면 뼈를 만드는 조골세포에는 아연이 20~30개 들어 있다. 조골세포는 일반세포와 달리 아연 함유량이 높은 특수세포다. 조골세포에서 아연이 하는 역할은 뼈 안의 칼슘과 콜라겐을 잘 붙여주는 일이다. 집을 지을 때 벽돌과 벽돌 사이의 틈을 메워주는 시멘트처럼 뼈의 결합제 역할을 하는 구연산을 만들어낸다.

조골세포에서 아연의 역할은 포도당 대사 과정의 한 부분에 참여하는 아코니테이스aconitase라고 하는 효소의 활성을 억제한다. 이 효소가 저해되면 구연산이 많아지고, 많아진 구연산은 세포를 빠져나와 뼈에서 접착제가 되어 골밀도와 골강도를 함께 높이는 역할을 한다. 이것이 사실인지를 확인하기 위해 한국식품연구원에 동물실험을 의뢰해 아연이 골다공증 예방 및 치료에 매우 중요하다는 것을 확인했다. 칼슘이나 비타민 D를 전혀 사용하지 않고 아연과 아연이 조골세포에 잘 들어가게 하는 소재만을 썼을 뿐인데 아연이 뼈 대사에서 핵심적인 역할을 하는 것을 확인할 수 있었다. 실제로 골다공증 환자에게 아연을 보충시키면 골다공증이 쉽게 개선되는 것을 임상과 사례연구를 통해 확인했다.

구연산 부족이 골다공증을 유발하는 문제라면 구연산을 먹거나 구연산이 들어 있는 과일을 먹으면 해결된다고 생각할 것이다. 그러나 외부에서 유입되는 구연산은 조골세포로 이동하지 않아 효과가 없다. 아연이 조골세포에 잘 들어가기 위해서는 한 가지 조건이 필요하다. 아연을 섭취한다고 모두 조골세포로 들어가지 않기 때문이다. 조골세포에는 일반세포와 달리 아연이 들어가는 통로가 훨씬 많이 존재한다. 그런데 노화, 만성염증, 고혈당, 잉여에너지가 남아돌고 당독소가 많은 상황에서 이 통로의 수가 줄어들어 아연이 제대로 조골세포에 전달이 되지 않는다.

조골세포에 아연이 부족하면 뼈 대사가 틀어져 뼈에서 칼슘이 빠져나간다. 따라서 아연을 들여보내는 통로의 수를 잘 유지하고 만드는 것이 골다공증을 예방하고 치료하는 데 핵심이다. 실제로 아연 통로 단백질의 양을 늘려주면 뼈가 잘 형성되는 것을 확인할 수 있었다. 현재 골다공증 환자에게 아연과 아연의 통로 단백질을 늘려주는 성분에 칼슘과 비타민 D도 포함된 제품을 가지고 병원과 임상을 해서 통계적으로 유의성이 있는 결과를 얻었고 골다공증 치료제와 병용 투여하는 임상을 계획하고 있다.

당뇨병은 혈당보다 당독소 관리가 중요하다

당뇨환자들은 정상인보다 빠르게 피로해진다. 혈당이 세포 안으로 들어가지 않아 세포가 에너지원을 잘 받지 못해 대사율이 떨어지고 대사에 필요한 에너지가 생성이 어려워지는데다 높아진 혈당 때문에 생긴 당독소가 혈액에 붙어서 순환 기능을 잃게 하고 염증을 일으키며 활성산소를 많이 발생시키기 때문이다. '당뇨'라는 사실 하나만으로 정상인들보다 피로와 염증으로 빠르게 노화를 맞게 되는 것이다. 그래서 당뇨는 혈당관리도 중요하지만 당독소를 관리하는 것이 합병증을 예방하고 건강을 지키는 데 훨씬 더 중요하다.

당뇨 환자들은 주기적으로 당화혈색소를 측정한다. 적혈구에 얼마나 많은 당독소가 붙어 있는지를 검사하는 것이다. 당화혈색소의 정상 수치는 5.6퍼센트이고 5.7~6.4퍼센트인 경우는 당뇨 전단계이고 6.5퍼센트가 넘으면 당뇨 판정을 받는다. 쉽게 말해서 100개의 적혈구 중 몇 개에 당독소가 붙었느냐를 보는 것이다. 건강한 성인이라면 100개 중 오염된 적혈구가 5.6개 이하가 되는 것이다.

적혈구는 산소와 이산화탄소를 운반하고 노폐물을 빼준다. 하지만 당뇨 환자의 경우 100개 중 6.5개 이상의 적혈구가 제 기능을 하지 못한다. 적혈구 기능을 완전히 상실한 세포는 말초조직으로서의 역할 또한 수행하지 못한다. 당독소의 영향으로 끈끈하게 변한 적혈구는 혈관 내피에 들러붙고 그것이 계속 쌓이면 덩어리지게 된다. 그럼 그 덩어리에 또다시 면역세포와 적혈구들이 엉키고 동맥경화나 각종 염증으로 발전하게 된다. 심각하면 족부궤양으로 발이 썩기도 하는데 당뇨환자 중에서 발을 잘라내는 케이스가 바로 이러한 이유다.

기능을 상실한 적혈구를 '당화되었다'고 한다. 불을 태워 열을 낼 때 산소가 필요하듯이 에너지를 만들 때도 산소가 필요하다. 하지만 적혈구가 당화된 상태에서는 운반되는 산소가 적기 때문에 에너지 대사가 잘 일어나지 않는다. 먹은 것만큼 에너지가 만들어지지 않아서 몸은 힘들고 잉여 영양분은 살로 간다. 몸집이 커지면 에너지는 더 필요한데 만들어지지 않는 악순환이 끊임없이 반복되는 것이다. 당뇨병이 치료되지 않는 근본적인 이유가 바로 당독소 때문에 혈액에 산소 공급이 안 되기 때문이다.

8
간염과 간경화 치료의 길이 열리다!

정복되지 않는 질환

현재까지 간염과 간경화를 치료할 수 있는 치료제가 없다. 다국적 제약사들이 수많은 시도를 했지만 여전히 정복되지 않는 질환이다. 시장도 크고 환자도 늘어나는 추세인데 질병의 원인을 정확하게 모른다. 간염과 간경화를 치료할 수 있다고 발표된 표적 단백질만 수십 가지라는 이야기 또한 '아직도 잘 모른다'는 것을 다른 말로 표현한 것일 터다. 수천억 원의 천문학적 비용을 들여서 시도한 개발이 임상 3상에 가서 부작용이나 효능 미비로 전부 실패했다. 그만큼 어려운 영역이다.

간염과 간경화는 정복이 불가능한 것일까? 간 염증 지수인 ALT조차 제대로 컨트롤이 안 되는 이유는 무엇일까? 다른 데서 이유를 찾을 일이 아니다. 간염과 간경화로 고생하는 분들의 식습관과 생활 패턴을 점검하면 길이 보이기 때문이다. 그런데 연구자들은 여기에 별로 관심이 없고 표적 단백질이 무엇인지 찾는 데만 골몰하고 있다. 비알코올성 혹은 알코올성 간염, 간경화 환자들 대다수가 탄수화물과 고기를 즐긴다. 특히 튀기고 굽고 볶은 형태의 요리를 좋아한다. 음식에는 진심으로 열정을 보이지만, 비만이나 당뇨가 있는데도 운동을 싫어한다. 섭취한 칼로리 대비 소비하는 칼로리가 적을 수밖에 없다. 이것이 의미하는 것은 무엇일까? 에너지가 지방간을 일으키는 핵심이라는 뜻이다. 식이만으로 지방간이 간염으로 이행되지는 않지만, 과당이나 알코올 그리고 당독소가 합쳐지면 간염으로 쉽게 넘어간다. 지방간 환자의 약 20퍼센트가 심각한 염증 상태인 간염으로 이행되는 것으로 알려져 있다.

과당과 알코올은 당독소로 이행되는 핵심 물질이다. 지방간이 있는 상태에서 과당 음료, 꿀, 과일, 설탕 등 과당이 많이 함유된 음식을 계속 섭취하면 쉽게 간염으로 이행된다. 지방간이 있다고 다 간염으로 이행되는 것이 아니다. 당독소가 추가될 때 간염 발병률이 높아지고 이것이 지속되면 간경화로 넘어가는 것이다. 간염과 간경화 발병의 핵심이 당독소인 셈이다.

식이와 당독소 조절로 간염과 간경화를 예방하고 치료한다

실제로 최근 지방간염 및 섬유화 증상이 있는 환자를 대상으로 임상실험을 실시해 획기적인 결과를 얻었다. 당독소가 간염과 간경화의 핵심 원인임을 확신할 수 있는 임상 결과가 나온 것이다. 서울 대분당병원 내분비내과와 용인세브란스병원 소화기내과에서 당뇨병이 있으면서 간염 및 간섬유화 증상이 있는 환자 90명을 대상으로 연구자 인체 적용 시험을 6개월 실시했다. 제약회사에서 신약을 개발하는 과정과 동일하게 임상을 설계했고 임상시험심사위원회 **IRB**를 통해서 인체 적용 시험을 디자인하고 실시했다. 이렇게 신약 개발 허가 수준에서 요구되는 임상 프로토콜로 디자인한 이유가 있다. 지방간과 간염을 일으키는 핵심 요인인 당독소를 의약품이 아니라 당독소 분해 유산균, 당독소 퀜칭 아미노산, 항산화 비타민으로 해결이 가능하다는 것을 임상을 통해 확인하고 싶어서였다. 또한 질환의 원인을 제대로 알면 식품으로도 치료가 가능하다는 것을 알리고 싶었기 때문이다.

임상이 마무리된 후 통계 결과를 보고 정말 놀랐다. 인체 적용 시험 결과가 기대했던 것보다 훨씬 더 잘 나왔기 때문이다. 당독소가 우리 몸에 치명적인 영향을 미친다는 점을 임상을 통해 최초로 증명한 결과였기에 의미가 더욱 컸다. 음식을 통해서 들어오는 것, 몸속에서 만들어지는 것, 장에서 만들어지는 것을 조절하면 당독소가 우리 몸에 일으키는 질환을 충분히 예방할 수 있고 심지어 치료까지 가능하다고 본다. 이번 인체 적용 시험을 위해 디자인한 것은 음식을 통해서 유입되는 당독소를 당독소 분해 유산균으로 차단하고, 몸속에서 만들어지는 당독소를 특정 아미노산으로 처리하여 당독소의 생성을 근원적으로 없애고, 지방간에 의해서 만들어지는 지방독소 유래 당독소를 막는 비타민을 조합해서 임상을 기획하고 제품을 개발한 것이다. 이미 약국에서 수많은 분에게 효과를 검증받아 케이스 스터디를 통해 확인했기에 효과가 있을 것으로 예상은 했지만 이 정도로 효과가 좋을 줄은 생각하지 못했다. ALT는 물론, 지방간 지수, 간 섬유화 수치**APRI score**, 심지어 당화혈색소까지 통계적으로 상당히 유의미한 결과였다. 앞으로 당독소와 관련된 알츠하이머, 파킨슨, 골다공증, 녹내장, 통증 등 다양한 질환에 대해 동일한 방법으로 임상을 통해 하나하나 입증을 해나갈 계획이다. 약이 아니라 식이 조절과 당독소 조절을 통해 난치성 질환이 예방되고 치료된다는 것을 임상을 통해 확증하는 것이 가능할 것으로 확신한다.

9

당독소가 치매의 원인이다

치매 발현에 당독소가 상당한 역할을 한다

인간의 신비로움은 뇌에서부터 시작된다고 해도 과언이 아닐 정도로 신체기관 중 가장 신비로운 영역이다. 무수히 많은 연구가 이루어졌음에도 불구하고 다른 신체기관에 비해 인간이 알아낸 것은 극히 일부다. 뇌 기능 장애인 치매는 현대 의학계가 맞고 있는 어려움이자 골칫거리 중 하나다.

치매는 뇌 기능이 점진적으로 저하되는 신경계 질환이다. 초기 단계에는 경미한 기억상실이나 잊어버림 등의 증상부터 시작해 점점 악화되어 심각한 인지 기능의 손실을 초래한다. 치매의 증상은 다양하다. 기억력 감퇴, 일상적인 일을 수행하는 데 어려움, 언어 이해력 감소, 시간과 장소에 대한 혼란, 판단력 손실 등이 나타날 수 있다. 치매가 두려운 이유는 기억, 사고, 판단력, 언어 등의 인지 기능이 손상되어 심한 경우 일상생활조차 하지 못하게 되기 때문이다. 타인은 물론 자기 자신이 누구인지조차 잊어버리기에 '정신의

알츠하이머

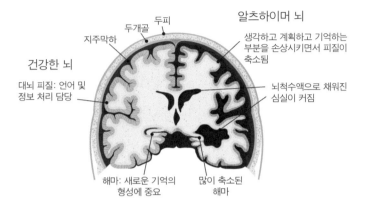

건강한 뇌

알츠하이머 뇌

두개골
두피
지주막하
대뇌 피질: 언어 및 정보 처리 담당
생각하고 계획하고 기억하는 부분을 손상시키면서 피질이 축소됨
뇌척수액으로 채워진 심실이 커짐
해마: 새로운 기억의 형성에 중요
많이 축소된 해마

살인자'라고 할 만하다.

사실 치매라는 단어 자체는 질병명이 아니다. 일상생활에 지장을 줄 정도로 심각한 정신능력의 저하를 총칭하는 용어다. 흔히 이야기하는 치매의 실질적 병명은 알츠하이머가 더 정확하다. 치매 환자의 60~80퍼센트는 알츠하이머 환자이고 혈관성 치매 환자가 5~10퍼센트 정도 된다. 그 외에 파킨슨병과 루이바디치매 등도 포함된다. 모두 퇴행성으로 꼽히는 질병들이다.

우리 몸 전체에서 차지하는 무게가 단 2퍼센트에 불과한 뇌는 에너지 대사가 가장 활발한 기관이다. 휴식 상태에서도 전체 산소 소비량의 20퍼센트, 포도당 소비량의 25퍼센트를 차지한다. 그야말로 뇌에서 어마어마한 양의 에너지 대사가 이루어지는 것이다. 그렇기 때문에 우리 몸에 에너지가 부족하면 뇌 기능에 문제가 생겨 퇴행성 질환과 치매로 이어지기 쉽다. 그렇다면 포도당을 많이 섭취하면 치매를 예방할 수 있을까? 이에 대한 대답은 단호하게 "노No!"다. 몸에 포도당이 많다고 해도 그것을 다 소비할 능력이 부족하면 오히려 혈당이 높아지고 당뇨와 같은 질병이 발생하게 된다.

청년치매, 조기치매라는 말은 10년 전만 해도 낯선 단어였다. 하지만 지금은 여기저기에서 쉽게 접할 수 있다. 실제로 젊은 나이에 퇴행성 질환을 앓는 환자도 많아졌다. 치매는 나이가 많아서 생기는 것이 아니다. 몸에서 포도당 대사가 잘 안 되고 당뇨까지 이어진 경우에 발병하기 쉽다. 다만 나이가 들수록 그러한 현상이 나타나기 쉽다 보니 노인 질병이라는 인식이 생긴 것이다. 현대사회에 들어서면서 젊고 건강한 청년들에게도 퇴행성 뇌질환이 발견되는 것이 그 반증이다.

그동안 원인을 알 수 없었던 퇴행성 뇌질환, 즉 치매가 발현되는 데 당독소가 상당한 역할을 한다는 것이 이제야 밝혀지고 있다. 당독소가 뇌에 붙어 에너지 생성을 방해한다는 것이다. 음식이 넉넉해진 현대사회에서 인류의 당독소 수치가 올라갈수록 알츠하이머 환자의 수가 비례하여 늘어나는 것이 확인됐다.

알츠하이머는 뇌가 아니라 장의 문제다

알츠하이머는 피할 수 없는 것일까? 통계를 보면 60세 이후부터 증가하기 시작해 80세가 넘어가면 급증하는 것으로 나와 있다. 그럼에도 알츠하이머에 걸리지 않는 사람들은 어떤 분들일까 궁금해진다. 알츠하이머는 모든 사람이 피해갈 수 없는 질환이지만 모두가 걸리는 병은 아니다. 왜 누구는 걸리고 누구는 걸리지 않는지 그 이유를 알 수만 있다면 심리적으로 안심이 되는 것은 말할 것도 없고 의학적으로도 획기적인 발전을 이룰 수 있을 것이다.

요즘은 30~40대에도 알츠하이머 같은 증상을 호소하는 사람들이 늘어났다. 오죽하면 '영츠하이머'라는 신조어까지 나왔을까. 과거와 다르게 젊은 사람들에게 치매 증상이 나온다는 게 충격적이다. 사실 당독소 연구에 전념하면서도 알츠하이머 같은 퇴행성 뇌질환에는 크게 관심을 두지 않았다. 연구 자체가 너무 어렵고 연구비도 어마어마하게 드는데다 결과가 나오기까지 시간도 오래 걸리기 때문이다. 그런데 최근 실험한 쥐의 결과를 보고 본격적으로 관심을 가지게 됐다. 연구를 하면 할수록 발병의 핵심이 당독소라는 확신마저 생겼다.

무엇이 이런 변화를 일으켰는가? 이에 대해 설명이 필요할 듯하다. '5XFAD 마우스'라고 하는 유전적으로 변형된 동물 모델이 있다. 쥐에 치매를 일으키는 원인 단백질인 베타아밀로이드를 이식해 치매에 걸리게 한 동물 모델이다. 최근에는 베타아밀로이드를 없애는 항체단백질을 개발해 임상을 해서 성공한 약물이 미국식품의약국FDA 승인을 받아 판매가 시작되었다. 문제는 부작용이 만만치 않다는 것이다. 뇌부종에 미세출혈이 있고 임상 동안에 사망한 사례까지 있다고 한다. 약물과의 인과관계가 없는 것으로 알려졌으나 실제로 약을 투여받는 상황에서는 걱정이 클 것이다.

베타아밀로이드가 알츠하이머를 일으키는 핵심 원인인가에 대해서는 최근까지 논란이 있고 실제 베타아밀로이드를 없앴음에도 불구하고 인지 기능이 회복되지 않아 치료표적이 맞는지에 대한 의구심이 있는 것도 사실이다. 5XFAD 마우스는 자라면서 베타아밀로이드가 늘어나 치매로 발전되는 동물 모델이다. 이 모델에서 당독소를 측정하였더니 정상 마우스 대비 매우 유의적으로 당독소가 많

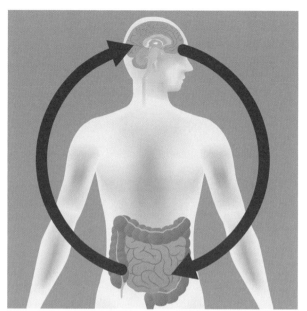

'장뇌축'이라는 용어를 들어본 적이 있는가? 장과 뇌가 연결되어 있다는 의미다. 단순히 연결되어 있는 것에 불과한 것이 아니라 서로에게 지대한 영향을 미친다. 우울증이나 조현병과 같은 정신질환에서부터 알츠하이머 파킨슨에 이르는 신경 퇴행성 질환에 이르기까지 장뇌축이 밀접하게 연결돼 있다는 것이다.

이 축적돼 있는 것을 발견하고 깜짝 놀랐다.

"왜 베타아밀로이드 유전자로 변형된 쥐에서 당독소가 증가할까?"

궁금증이 생겼다. 베타아밀로이드가 당독소 생성을 촉진하는지, 당독소가 베타이밀로이드 생성을 촉진하는지 고민을 할 무렵 또 하나의 중요한 결과가 나왔다. 치매환자의 혈액에서 당독소를 측정했다. 그랬더니 일반 당독소도 많이 늘었지만 특정 당독소가 유의하게 늘었을 뿐만 아니라 간이정신상태검사MMSE와 CDR 척도 테스트로 평가된 치매의 중증화 정도에 매우 상관관계가 높다는 결과가 나온 것이다. 동물실험과 환자 혈액의 결과를 보면서 당독소가 치매 발병 혹은 진행과 밀접한 연관이 있을 것이라는 확신을 하고 본격적으로 연구를 시작했다.

동물실험 결과를 분석하면서 당독소와 인지지수 사이에 매우 밀접한 상관관계가 있다는 확신이 강해졌다. 결과적으로 말하자면 당독소는 치매 특히 알츠하이머성을 유발하는 핵심 원인일 가능성이 매우 크다. 정상 쥐에 당독소를 2주 동안 투여했을 때 인지기능장애가 왔고 뇌 부위에 베타아밀로이드와 올리고머가 만들어진 것을 조직염색을 통해 확인했다. 베타아밀로이드가 많이 만들어진 쥐에서 인지기능장애가 더 심한 것도 알 수 있었다. 또한 당독소를 해독하는 자체 개발 물질을 투여할 때 인지기능장애가 정상으로 회복되는 것까지 확인했다. 현재는 당독소가 어떻게 어떤 경로를 통해서 치매를 일으키는지에 대한 실험을 진행하고 있다. 현재까지의 결과를 보면 치매를 일으키는 가장 직접적인 기관은 '장'이라는 것을 확인했다.

당독소가 장에 유해세균의 증식을 도와 장내균총의 불균형을 초래하고 이것이 직접적으로 치매를 일으키는 데 원인으로 작용하는 것이다. 실제로 나이 드신 분들이나 치매 환자의 분변을 보면 장내 세균 분포가 건강인과 다르게 유해세균의 종류도 많고 비율도 매우 높게 분포되는 것으로 보고된다. 이것을 유발하는 원인 중의 하나가 당독소인 것이다. 실제로 당독소가 많은 음식을 섭취한 건강한 쥐나 사람도 장내 유해세균의 분포가 증가하는 것으로 확인됐다. 당독소가 많은 음식을 자주 먹는 식습관이 결국 장내 환경을 망가뜨리고 인지기능장애로까지 발전할 가능성을 높이는 것이다.

파킨슨 질환에서도 장유래 파킨슨 질환의 경우 알파시누클레인 덩어리가 장에서 만들어져 미주신경을 타고 올라가 뇌를 손상시켜 파킨슨을 유발한다고 보고된 것과 같이 장내 유해세균이 만드는 독성물질이 미주신경을 타고 올라가 알츠하이머를 유발할 가능성도 매우 크다. 과거에는 신경은 물질의 통로가 아니라 신경전달물질을 통해 전기적신호로 정보 혹은 신경을 전달하는 기관으로 인식되어 있지 물질이 이동하는 통로로는 전혀 인식되어 있지 않았다. 최근에 장뇌축을 연결하는 미주신경이 신경의 통로 이상의 역할을 한다는 것이 밝혀지면서 장내의 특정 물질도 충분히 뇌에 직접 전달될 수 있다는 가능성이 열렸다. 알츠하이머를 유발하는 장내의 특정 물질이 장누수를 통해 혈액을 타고 뇌혈관장벽**BBB**을 통과하여 일으키는 방식이 아니라 미주신경을 통해 직접 알츠하이머성 치매를 유발시킬 수 있음을 입증하는 날도 멀지 않을 것이다.

파킨슨병을 유산균으로 치료하는 시대가 온다

파킨슨병은 알츠하이머병 다음으로 흔한 퇴행성 뇌 질환이다. 뇌 흑질의 도파민계 신경이 파괴됨으로써 움직임에 장애가 나타나는 질환으로 증상은 도파민계 신경이 60~80퍼센트 정도 소실된 후에 명확하게 나타난다. 뇌와 말초신경의 여러 부위에 알파시누클레인 단백질이 침착돼 생긴 루이소체가 원인 중의 하나다. 파킨슨병의 환경적 요인에 관한 연구에서는 살충제(로테논, 파라콰트), 중금속(망간, 납, 구리), 일산화탄소, 유기 용매, 미량 금속 원소 등의 독소 노출, 두부 손상 등이 알려져 있다. 또한 환경 독소, 미토콘드리아 기능 장애, 불필요한 단백질 처리 기능 이상 등이 이를 유발한다는 가설이 있다.

파킨슨은 앞에서 언급된 것처럼 환경적 요인이 직접적으로 뇌에 작용하여 유발되는 것으로 알려져 있지만 또 다른 한편에서는 장내균총의 변화가 연관되어 있다는 연구결과가 연일 쏟아지고 있다. 최근 연구로는 파킨슨 유발이 뇌에서 시작된다는 '뇌 우선brain first 이론'이 있고 장에서부터 시작된다는 '장 우선gut first 이론'도 제기되고 있다. 뇌에서 시작된 파킨슨 질환이든 장에서 시작된 파킨슨 질환이든 한 가지 공통점은 시간이 지나면 뇌와 장이 모두 손상되어 중증화로 진행되며 회복이 쉽지 않다는 점이다.

뇌에서 시작된 파킨슨과 장에서 시작된 파킨슨을 구별하는 기준은 수면행동장애가 있는지의 여부다. 수면행동장애는 수면 중에 소리를 지르거나, 발로 차거나, 손으로 가격하거나 하는 행동을 보이는 것을 말한다. 장에서 시작된 파킨슨의 특징은 수면행동장애가 있다. 수면행동장애가 있는 경우가 장내균총에 문제가 있는 경우에

프로테우스 미라빌리스

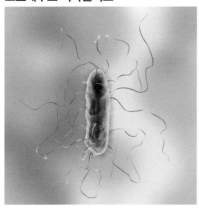

해당되어 파킨슨이면서 수면행동장애가 있게 되면 장 우선gut first 파킨슨이라고 봐야 할 것이다. 이런 경우에는 장내 환경을 먼저 개선하는 노력이 필요하다. 수면행동장애가 있는 파킨슨질환의 특징은 기립성저혈압, 인지손상, 우울, 변비, 미각 기능 손상, 요실금, 성기능 장애를 수반하는 것으로 알려져 있다. 반면 뇌 우선brain first 파킨슨은 수면행동장애가 없고 도파민의 부족에 의한 도파민성 장애증상을 나타내는 특징이 있다.

파킨슨의 원인 중 하나는 당독소를 내뿜는 장내 유해균이다. 현재 파킨슨 치료제 개발을 위해 대학교 연구실과 산학공동연구를 진행하고 있는데 장내 특정 유해균이 파킨슨을 유발한다는 것을 세계 최초로 밝혔다. 장내에 서식하는 유해균이면서 궤양성 장염, 크론병을 유발하기도 하고 방광 요도염을 유발하는 것으로 알려진 '프로테우스 미라빌리스'라고 하는 병원성 세균이 파킨슨 질환을 일으키는 핵심 병원균임을 최초로 밝혀 유명 학술지에 발표했다. 최근에는 필자와 대학연구실이 공동으로 프로테우스 미라빌리스를 제어하는 유산균을 최초로 찾아냈다.

실제로 쥐에 프로테우스 미라빌리스를 먹여 파킨슨을 유발시킨 후 특정 유산균을 투여했을 때 파킨슨 질환이 효과적으로 제어되는 것을 확인했다. 장에 있는 세균이 어떻게 파킨슨을 유발하는지를 알기 위하여 실험을 한 결과, 첫 번째 기전으로 프로테우스 미라빌리스가 만들어내는 외독소에 의해 장에서 만들어진 알파시누클레인 덩어리가 미주신경을 타고 올라가 뇌에 있는 도파민신경(흑색질 선조체)을 망가뜨려 파킨슨을 일으킨다는 것을 밝혀낸 것이다.

두 번째 기전으로 프로테우스 미라빌리스는 당독소 중에서도 가장 악독한 메틸글리옥살을 대량으로 생산하는 원인균이라는 사실이 밝혀졌다. 당독소와 파킨슨과의 또 다른 연결고리를 설명하는 결과다. 메틸글리옥살이 알파시누클레인을 덩어리지게 만들어 도파민 소포체의 이동을 방해한다. 도파민 생성 및 분비를 방해해서 파킨슨을 유발하는 데 결정적인 역할을 하는 것이다. 장내에서 유해균에 의해 만들어지는 당독소가 파킨슨을 유발할 수 있다는 또 하나의 근거가 될 수 있을 것으로 판단된다. 이런 연구결과를 통해 장에서 기인한 파킨슨의 경우 유산균으로 질환을 치료하는 시대가 조만간 도래할 것으로 기대하고 있다.

당독소가 장내균총을 망가뜨린다

최근에 과당과 설탕이 들어간 식음료뿐만 아니라 기름에 튀기거나 볶은 요리 그리고 초가공식품이 범람하면서 많은 사람의 장내균총이 망가져 다양한 장질환 발병률이 높아지고 있다. 실제로 요즘 20~30대에서 크론병 발병률이 증가하고 있다. 이 역시 음식문화에서 원인을 찾을 수 있다. 크론병은 탄수화물 위주의 식사를 하는 동양인들에게서 발병률이 더 높다. 탄수화물 위주의 식사를 하는 경우 폐렴 원인균인 크렙시엘라 뉴모니아라고 하는 병원성 세균이 크론병을 유발하는 것으로 알려져 있다.

크론병을 유발하는 또 다른 병원성 세균은 메틸글리옥살을 생성하는 프로테우스 미라빌리스다. 파킨슨 질환을 유발하는 원인균인 동시에 크론병도 유발하는 유해균인 것이다. 파킨슨 환자들을 역학조사한 결과를 보면 궤양성 장염이나 크론병이 있는 경우 파킨슨

질환의 발병률이 일반인보다 2배나 높은 것으로 확인되었다. 크론병이 심각해지면 장의 일부를 절제하는 수술을 하는 경우가 있는데 이때 프로테우스 미라빌리스가 장에서 검출되면 크론병 재발률이 14배 높아진다는 보고가 있다.

떨림 혹은 수전증이라고 하는 질병을 앓고 있는 사람들의 분변에서 프로테우스 미라빌리스와 크렙시엘라 뉴모니아가 동시에 발견되었다. 프로테우스 미라빌리스는 떨림과 연관이 있고 크렙시엘라 뉴모니아는 우울증과 연관이 있음이 환자의 분변 역학조사에서 확인됐다. 본태성 떨림 혹은 수전증은 당독소가 소뇌에 축적돼 일으키는 질환으로 알려져 있기도 하다. 또 다른 연구에서 장내균총과 뇌질환 및 정신질환과의 연관성이 매우 높은 것으로 밝혀졌다. 이들의 기저에 당독소가 관여돼 있을 가능성이 매우 크다.

요즘 아이들에서 많이 나타나는 주의력결핍 과다행동장애ADHD, 소아우울증, 자폐증과 같은 질환들도 근본적인 원인을 살펴볼 필요가 있다. 상담을 통해 행동 특성을 교정하는 노력과 더불어 꼭 해야 하는 일이 식습관을 바꾸는 것이다. "장 건강이 여든 간다."라는 말이 있듯이 장이 건강하면 몸도 마음도 건강해질 가능성이 크다. '장뇌축'이라는 용어를 들어본 적이 있는가? 장과 뇌가 연결되어 있다는 의미다. 단순히 연결되어 있는 것에 불과한 것이 아니라 서로에게 지대한 영향을 미친다. 우울증이나 조현병과 같은 정신질환에서부터 알츠하이머 파킨슨에 이르는 신경 퇴행성 질환에 이르기까지 장뇌축이 밀접하게 연결돼 있다는 것이다. 실제로 이와 관련된 연구 결과가 어마어마하게 쏟아져 나오고 있다. 이제는 장을 빼놓고 질환을 설명하는 게 불가능할 정도다. 웬만한 질병은 어떤 장내균

장내 세균

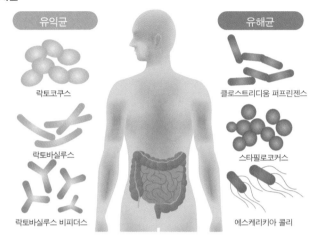

유익균
- 락토코쿠스
- 락토바실루스
- 락토바실루스 비피더스

유해균
- 클로스트리디움 퍼프린젠스
- 스타필로코커스
- 에스케리키아 콜리

총을 가지고 있느냐에 달렸다고 볼 수 있다.

장뇌축만이 아니라 장간축, 장폐축 등이 연결되고 상호 영향을 주고 있다는 사실도 계속 밝혀지고 있다. 장내에 사는 세균의 숫자가 우리 몸의 세포 숫자의 10배는 더 많다고 한다. 어마어마한 숫자의 세균이 장내에 공생하고 있는 것이다. 내 몸의 세포 수보다 많은 세균이 장에 있으면서 하는 역할은 무엇일까? 나에게 유익한 역할도 할 수 있고 나에게 질환을 주는 주범이 될 수도 있다. 어떻게 하면 장내에 있는 세균이 나를 이롭게 하도록 할 수 있을까? 그것은 내가 어떤 음식을 먹느냐에 달려 있다. 빵, 국수, 치킨을 먹으면 내 입은 즐겁지만 장에서 사는 세균에도 과연 좋을까?

내 몸속에 동거하고 있는 세균을 위해서 오늘은 무엇을 먹을까 고민하는 사람은 없을 것이다. 그러나 앞으로는 반드시 고민을 해야 한다. 입맛을 위해서만 먹다가는 건강에 적신호가 켜지기 때문이다. 장에 이로운 유익균을 늘리려면 보통 올리고당을 먹거나 유산균을 먹어야 한다고 생각한다. 올리고당은 프리바이오틱스, 유산균은 프로바이오틱스로 알려져 있고 이들을 먹어야 장이 좋아진다고 생각한다. 하지만 이것은 반은 맞고 반은 틀리다. 유산균을 직접 투여하는 것보다 더 중요한 것은 유익균의 좋은 먹이가 되는 식이섬유를 꾸준히 섭취하는 것이다.

식이섬유를 단순히 변비를 없애는 정도로 인식하고 있다면 생각을 바꾸어야 한다. 그보다 훨씬 더 중요한 역할을 하고 있기 때문이다. 올리고당이 유산균을 늘려 장내 환경을 개선한다고 하지만 실제 실험결과 식이섬유가 없이 올리고당만 먹은 경우의 전체 장내균총의 분포는 큰 변화가 없었다. 그에 비해 식이섬유는 장내균총을 훨씬 더 건강한 쪽으로 변화시킨다. 반면 유해균은 쉽게 소화되는 당류를 먹고 사는 것을 볼 수 있었다. 빵, 국수, 과당을 끊지 못할 만큼 좋아한다면 몸을 망치는 유해균도 이런 음식을 좋아한다는 것을 명심하자. 현대인의 음식은 튀기고 굽고 볶은 요리 및 초가공식품으로 인해 절대적으로 식이섬유가 부족하다. 이런 음식을 오랫동안 많이 먹으면 유익균보다 유해균 증식이 많아지고 전반적으로 장내 환경이 건강하지 못한 방향으로 변형되어 다양한 질환에 노출될 위험이 커진다.

유해균이 늘어나는 데 주요 역할을 하는 것이 음식만의 문제가 아니다. 노화도 동일한 현상을 보이는 것으로 보고되었다. 분변검사 결과 50세 이상의 경우 전반적으로 유해균의 종류와 수치가 높게 분포하는 것으로 나타난 반면 50세 이하에선 정상적인 패턴을 나타냈다. 나이가 들면서 신경퇴행성질환 발병률이 높아지는 것과 상관관계가 있다고 볼 수 있다. 나이가 들수록 가장 신경써야 하는 것은 장이다. 장이 건강하다는 것이 단순히 변비가 없는 것을 말하는 것이 아니라 장내균총의 분포가 건강한가를 가지고 판단해야 한다. 최근에는 분변검사를 통해 자신의 장내 상태를 확인할 수 있고 맞춤형 식사를 제공받기도 한다.

빵, 떡, 국수, 라면, 꿀, 과일 등의 정제 탄수화물과 과당 식이를 즐긴다면 당독소를 생성하는 유해균으로 장내균총이 재편될 가능성이 크다. 과당은 포도당보다 당독소를 10배나 많이 만든다. 즉 과당을 많이 섭취하는 경우 장내균총 불균형이 일어날 가능성이 큰 것이다. 이러한 단당류들은 당독소 원인 물질을 많이 만드는 원료인데 단당류에 의해서 만들어진 메틸글리옥살은 당독소로 변신을 하거나 그 자체로 독성이 있다. 메틸글리옥살에 민감한 세균들은 증식이 억제된 반면 내성이 있는 균들은 증식하면서 장내균총을 바꾸어버린다.

당독소 관리만 잘해도 학습능력이 올라간다

교육열이 유난히 높은 우리나라에서 학생들과 수험생들의 학업 스트레스는 어제오늘 일이 아니다. 학생들에게 스트레스를 어떻게 푸는지 물어보면 대부분 먹는 것이라고 대답을 한다. 먹는 것으로 스트레스를 푸는 마음은 이해한다. 문제는 자주 먹는 간식 대부분이 당독소가 높은 음식이라는 점이다. 먹는 시간을 줄이면서까지 시험공부를 하는데 인지 기능을 낮추는 음식을 먹고 있다니, 이런 아이러니가 있을까.

당독소 관리만 잘해도 학생들의 학습능력을 높이는 데 많은 도움이 된다. 학습능력을 높이기 위해서 반드시 실천해야 하는 것은 인슐린 민감도를 높이는 것이다. 즉 혈당 스파이크가 생기지 않도록 혈당을 낮게 유지해야 한다. 식후 혈당이 대부분 150~180 내외라고 할 때 혈당이 높으면 높을수록 당독소가 비례해서 많이 만들어진다. 혈당이 높으면 인슐린 저항성이 높아져 뇌에서 포도당을 에너지로 쓰지 못하게 된다. 에너지가 부족하게 만들어져 메모리 기능이 떨어져 학습능력이 떨어지는 것이다. 컴퓨터에 저장 기능이 있어서 예전의 자료들도 오랜 기간 저장을 할 수 있듯이 우리의 뇌도 저장 기능이 뛰어나 어렸을 때 공부한 것도 나이가 든 이후까지 기억할 수 있다.

이때 저장 능력을 결정하는 것이 인슐린 민감도다. 인슐린 민감도가 좋으면 좋을수록 기억력이 늘어나는 반면에 인슐린 저항성이 높으면 기억 능력이 떨어져 공부의 효율이 잘 안 나온다. 이유는 혈당에 있다. 점심을 맛있게 많이 먹고 난 후 오후 수업 시간에 졸음이 쏟아지는 것을 한두 번은 경험했을 것이다. 식후 혈당이 급격히 올라가면서 이를 처리하기 위해 인슐린을 과도하게 분비하고 소화시키느라 혈액이 위에 몰리면서 일어나는 현상이다. 식후 혈당 스파이크를 낮추는 것이 학습능력을 높이는 데 중요한 이유다. 나이 들어 공부하면 공부도 잘 안 되지만 기억력이 오래 지속되지 못하는 이유도 인슐린 저항성, 즉 혈당 스파이크 때문이다.

실제 임상결과를 보면 아침밥을 먹는 것이 굶는 것보다 학습능력과 집중력에 좋다고 알려져 있다. 그런데 여기에서 한발 더 나아가 동일하게 아침밥을 먹더라도 어떻게 먹느냐에 따라 완전히 달라진다. 저항성 전분이 많은 식사를 한 그룹과 일반 식사를 한 그룹 사이의 학습능력과 집중력을 테스트한 결과 저항성 전분으로 아침식사를 한 그룹이 집중력과 학습능력에서 높은 결과를 보여 주었다.

인슐린과 혈당은 인지 기능과 상관관계가 매우 높은 것으로 이미 잘 알려져 있다. 내 아이를 공부 잘하는 아이로 키우고 싶다면, 소화가 쉽게 되어 혈당을 빠르게 높이는 식사가 아니라 혈당을 천천히 올리는 재료와 조리법을 선택해야 한다. 여기에 반드시 기억해야 하는 것은 당독소가 높은 음식이 들어가면 모든 것이 수포로 돌아간다는 사실이다. 가장 좋은 식사는 당독소가 낮고 혈당을 천천히 올리는 음식들이다. 똑똑한 아이를 낳고 싶다면 임신하기 전부터 당독소가 낮은 음식으로 식단을 갖추는 것이 좋다.

10

당독소가 암의 원인이다

암은 그동안 삶의 패턴에서 생긴다

최근 당독소는 질병과의 연관성을 넘어 원인으로 밝혀지고 있다. 모든 길은 로마로 통한다는 옛말이 있는 것처럼 모든 질병의 기저에는 당독소가 있는 것으로 인식되고 있다. 현대의 질환은 당독소와의 연결고리를 생각하지 않고는 설명할 수 없을 정도다.

암은 돌연변이라고 하고 면역이 약해서 생긴다고 한다. 결과적으로 보면 맞는 말이지만 실제로는 암은 대사질환이고 그로 인해 면역이 정상적으로 작동하지 않아 일어나는 질환이다. 암 가족력이 있는 경우 유전적인 문제가 우선적이지만 가족력이 없으면서 발생하는 경우가 거의 대부분이다. 유전보다 식생활, 나이, 스트레스, 환경과 같은 다양한 요인에 의해 암이 발생하는 것으로 보는 것이 타당할 것이다.

암과 싸워 이기기 위해서 반드시 알아야 하는 게 있다. 다른 질환과 다르게 암은 삶과 죽음을 놓고 벌이는 전쟁이다. 고혈압, 당뇨,

비만 등 다양한 대사질환은 당장 생명을 담보로 하지는 않는다. 그러나 암은 죽고 사느냐의 문제에 바로 맞닥뜨리게 된다. 암이 자라면 내가 죽고 암이 자라지 못하면 내가 사는 것이 진실이다. 국가 간의 전쟁에서 영토를 뺏고 빼앗기는 결과에 의해 전쟁의 승패가 결정되는 것과 별반 다르지 않다. 내 몸속이 생사를 결정하는 전쟁터가 되는 것이다. 암과의 전쟁에서 무조건 이기려면 암의 속성에 대해서 잘 알아야 한다. 암이 좋아하는 것과 싫어하는 것, 암의 장단점을 이해하고 파악하면 쉽게 이길 수 있다고 생각한다. 이론은 그렇지만 실상은 매우 힘든 여정이 될 수밖에 없다는 것을 알고 있다. 왜냐하면 기존에 해오던 모든 습관을 다 바꾸어야 하기 때문이다.

암은 내가 해오던 삶의 패턴에서 생겨난 것이다. 나는 암에 대해 잘 모르지만 정작 내 적인 암은 내 삶의 패턴, 식생활, 습관 등 모든 것을 다 잘 파악하고 있다. 이런 환경에서 어떻게 하면 살아남아 자랄 수 있는지 나보다 더 잘 알고 있는 셈이다. 알지 못하는 낯선 존재 앞에서 우리는 두려움을 느낀다. 암 앞에서도 그런 심정일 것이다. 암에 걸리면 두려움과 공포를 느끼며 당황해서 어쩔 줄 모르는 무방비 상태에서 당할 수밖에 없는 실정에 놓이게 된다.

"당신은 암에 걸렸습니다."

이런 말을 듣는 순간 아무렇지도 않게 수용할 수 있는 사람은 극히 드물 것이다. 나(박명규) 또한 그랬다. 암에 걸렸을 때 당장 해야 할 일이 무엇일까? 세상을 원망하는 일? 암에 대해 공부하는 일? 암 치료 성공률이 높은 병원을 찾는 일? 어느 것도 아니었다. 암에 대해 아는 것도 물론 중요하지만 나를 돌아보는 일이 더 우선이라고 생각했다. 내가 그동안 어떠한 삶을 살았는지 반추해 보는 것이 중요하다. 암이 어떻게 해서 내 몸에서 생겨나고 자라게 된 원인이 무엇인지를 알아야 하기 때문이다.

암은 몸의 밖에서 일어나는 일이 아니다. 내가 살아온 생활을 고스란히 반영하고 있는 내 몸의 조건에서 생기고 자란다. 그렇기에 암이 자리잡게 된 조건을 우선으로 바꾸는 것이 가장 먼저 해야 할 일이다. 전쟁은 거기에서부터 시작된다. 지피지기知彼知己면 백전불태百战不殆라던가. 암을 알기 전에 나의 상태를 먼저 파악하는 것이 중요하다. 외부에 있는 존재와 싸우는 것이 아니라 내 몸의 일부와 싸우는 것이기 때문이다. 암세포는 나와 다른 존재가 아니라 내 몸에서 만들어진 존재이고 나는 전혀 인식하지 못했지만 어떤 면에서 보면 내가 만들어낸 것이라고 할 수 있다. 알지 못하는 사이에 내가 만들었지만 이제는 알았으니 나의 일부와 어쩔 수 없이 처절한 싸움을 해야 하는 것이다.

그렇다면 어떻게 싸워야 하는가? 암 선고를 들은 날부터 앞이 캄캄하고 그저 막막할 것이다. 이때 반드시 잊지 말아야 할 것이 하나 있다. 암은 나보다 훨씬 더 환경의 변화에 잘 적응하고 환경을 자신의 증식에 유리하게 이끌어가는 존재라는 점이다. 이런 괴물이 내 안에서 만들어진 것이다. 암은 생존을 위해서 끊임없이 주변의 조직을 자기 편으로 만들고 이용해 자신의 증식을 이루어간다. 이런 암의 특성과 달리 내 몸에 있는 다른 조직은 어떨까? 면역세포는 암세포를 인식하고 있을까? 인식하고 있다 한들 그냥 앉아서 당할 수밖에 없을 것이다. 나의 습관이 하나도 변하지 않았다면 말이다. 온전한 치료를 위해서라도 현재 나의 상태를 파악하고 어떻게 내 몸의 일부와 싸울 것인지를 명확히 해야 한다.

암은 몸 전체 시스템의 문제다

암세포는 엄청난 능력을 지닌 반면 동시에 취약점을 갖고 있다. 바로 무한대로 증식한다는 사실이다. 증식하려면 무엇이 필요할까? 에너지, 즉 연료다. 암세포가 증식하고 살아가려면 반드시 필요한 것이 바로 에너지다. 에너지가 없으면 암세포도 정상세포도 생존할 수 없다. 암세포는 에너지 블랙홀이다. 자신이 만들어낸 에너지만으로는 무한 증식을 하는 데 한계가 있다. 그래서 흡혈귀처럼 주변에 있는 조직이나 세포를 활용해 에너지를 뽑아내어 자신의 증식을 위해 사용한다.

암세포가 무섭게 쳐들어온들 정상세포들이 순순히 에너지를 내어줄까? 당연히 쉽게 주지 않는다. 그렇다면 암세포는 어떻게 정상세포에서 에너지를 탈취하는 것일까? 암세포는 염증 물질과 활성산소를 만들어 자기 주변 조직들에 마구마구 뿌려댄다. 일종의 마취제 같은 것을 뿌린다고 보면 된다. 마약이나 술 취한 사람들이 자기 자신을 돌보지 못하고 혼수상태에 빠져 있을 때 강도가 다가와 귀중품을 뺏는 것은 별로 어렵지 않을 것이다. 마찬가지로 암세포도 주변에 있는 조직이나 세포에 염증이나 활성산소를 마구 뿌려 마취를 시킨다. 정상세포가 정신을 못 차리는 동안 에너지를 탈취해 자기 증식에 활용하는 것이다. 그동안 몸을 잘 지켜오던 정상세포들은 암세포를 상대로 제대로 싸워 보지도 못하고 억울하게 당하는 셈이다.

암을 말할 때 반드시 따라오는 말이 '면역'이다. 암환자 본인은 물론 주변에서도 면역력을 높이는 데 좋다고 알려진 영양제나 건강기능식품 등을 챙긴다. 면역세포가 활성화돼서 암과 싸워 이기길 바

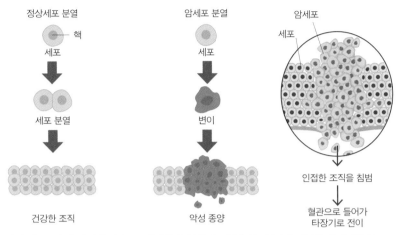

정상세포 분열	암세포 분열	암세포

건강한 조직 | 악성 종양 | 인접한 조직을 침범

핵
세포

세포 분열

세포

변이

세포

혈관으로 들어가
타장기로 전이

암세포는 오직 한 가지 욕망만으로 존재한다. 무한대로 증식하는 것이다. 생존을 위해서만 존재하는 괴물인 것이다.

라기 때문이다. 그러나 안타깝게도 그런 일은 거의 일어나지 않는다. 면역력이 높아져서 면역세포가 암세포를 죽이려고 몰려갔다가 힘 한번 제대로 써보지 못하고 노예가 돼 오히려 암 증식의 조력자로 전락한다.

생각해보면 금방 이해가 될 것이다. 암세포는 앞에서도 언급했듯이 내가 만들어놓은 환경에서 살아남기 위해 수단과 방법을 가리지 않고 생존해왔다. 이미 내 몸에 있는 면역세포의 특성을 파악하고 회피할 수 있는 기능까지 장착하고 있다. 단지 암을 면역력의 문제로만 보면 안 되는 이유다. 좀 더 근원적인 것에 집중해야 한다. 면역이 중요하지 않다는 말이 아니다. 몸의 전체적인 시스템이 좋아지면 면역도 당연히 좋아지고 암과 싸울 능력도 향상된다. 우선순위 측면에서 면역이 1위가 아니라는 것이다. 암은 몸 전체 시스템의 문제이기 때문이다. 숲을 보지 않고 나무만 보다가 시기를 놓치는 일만은 없어야 한다.

암세포는 오직 한 가지 욕망만으로 존재한다. 무한대로 증식하는 것이다. 생존을 위해서만 존재하는 괴물인 것이다. 이런 생존 본능에 충실한 괴물 덩어리를 제어할 방법은 무엇일까? 방법은 의외로 간단하다. 몸에 투입하는 에너지를 줄이는 것이다. 그러나 실천은 어렵다. 실천이 어려운 이유는 방법이 어려워서가 아니라 '과연 이렇게 하는 것이 맞을까?' 하는 의구심이 결정을 가로막기 때문이다.

종양 전문의들은 대개 잘 먹으라는 말을 한다. 방사선 항암 치료를 받으면서 이겨내려면 고기든 뭐든 잘 먹어야 한다는 것이다. 전문의가 잘 먹으라고 하는데 반대로 먹지 말라고 하다니. 아마 귀에 쏙 들어갈 이야기는 아닐 것이다. 그래도 나는 끊임없이 이야기한다. 암 치료의 핵심이라고 확신할 만큼 중요하기 때문이다. 에너지를 줄이라는 말을 방사선 항암 치료를 받지 말라고 하는 줄 알면 오해다. 가능한 치료는 모두 다 받는 게 좋다. 다만, 먹는 것을 조절하지 않으면서 항암, 방사선, 기타 면역 항체 항암제를 투여한들 암과의 싸움에 이기기란 쉽지 않다고 생각한다. 과거와 비교해 암 치료 방법이 다양해졌다. 치료효율 또한 높아진 것은 사실이다. 그러나 실상을 들여다보면 조금 다른 풍경이 보인다. 진단이 발달하고 건강검진이 잘 이루어지면서 조기에 발견된 초기 암의 경우 생존율이 높은 게 당연하지만 이미 전이가 되었거나 어느 정도 진행된 경우는 여전히 쉽지 않은 싸움이다.

암세포는 하루아침에 생긴 게 아니다. 몸속에서 10~20년에 걸쳐 서서히 만들어졌다. 긴 시간 동안 나를 정복할 수 있는 능력을 갖추며 힘을 키워온 반란군이다. 그런데 이 반란군의 특성조차 동일하지 않다. 예를 들어 고형암은 가장 안쪽에 있는 암세포, 가장 바깥쪽에 있는 암세포, 중간에 있는 암세포의 특성이 전부 다르다. 하나의 실체를 가진 적이 아니라 카멜레온처럼 변하는 존재와 싸워야 하는데 우리의 무기인 항암제는 다양하지 않다. 다양한 특성을 가진 암을 상대하기에는 여전히 버거운 것이다.

그런데 항암제만 믿고 치료를 받으라고 한다. 건강기능식품이고 뭐고 무조건 먹지 말라고 한다. 한약도 안 된다고 한다. 그냥 병원과 전문의만 믿고 따르라고 한다. 이런 처방을 내리는 의미도 충분히 이해할 수 있다. 항암제를 투여받는 동안 다른 물질에 방해를 받을까 봐 염려되기 때문일 것이다. 약물의 상호작용이나 약물의 신호를 방해해서 항암제의 효과가 떨어질 수도 있으니 의사 입장에선 당연히 해야 하는 말이기도 하다.

그러나 항암제가 임상을 통해 완벽하게 암을 제어하는 결과를 주었는지는 별개의 문제다. 항암제는 완치의 개념이 아니다. 통계적 유의성이 있으면 약물로 허가를 해주기 때문이다. 그런데 마치 항암제를 쓰면 완치가 되는 것으로 인식하고 있다. 의학적 접근이 잘 못되었다고 얘기하는 것이 아니라 항암제만으로 모든 게 해결되는 것은 아니라는 말을 하는 것이다. 항암제가 완치시키는 약이 아니고 보완이 필요하다면 무엇을 보완해야 하는지에 대해서 진지한 고민이 필요하다. 암을 완벽하게 물리치는 약은 아직 세상에 없기 때문이다.

기존 의학을 따르면서도 항암 효과를 극대화할 방법이 무엇일까? 암세포의 가장 강력한 무기인 증식을 어떻게 하면 늦출 수 있을까? 아예 못 자라게 하는 방법도 혹시 있을까? 항암제 말고 접근할 방법은 없을까? 암세포가 증식하는 데 가장 중요한 요인이 무엇일까? 항암제도 결과적으로는 암세포를 죽이거나 증식을 막는 용도로 쓰이는 것이다. 암세포가 더 빠르게 자라게 하는 환경이 어떤 조건에서 이루어지는지 알 수 있다면 암과 싸워볼 만하다고 생각한다.

암 투병은 에너지 제한과 혈당 스파이크 관리다

암세포를 제어하는 핵심은 '에너지'다. 에너지가 없으면 암세포도 증식할 수 없기 때문이다. 그래서 암과의 에너지 전쟁이 암을 극복하는 데 가장 중요한 요소라고 생각한다. 에너지 전쟁이라고 하니 무슨 말인지 어리둥절하게 느껴질지도 모르겠다. 암세포가 증식을 위해 쓰는 에너지는 모두 내가 먹은 음식에서 유래된 것이다. 다시 말하면 암세포가 쓰는 에너지의 양을 스스로 조절할 수도 있다는 의미다. 내가 먹은 음식에서 만들어지는 에너지를 내가 다 쓰고 암세포가 가져다 쓰지 못한다면 어떻게 될까? 결국 암세포는 죽게 될 것이다.

에너지 전쟁은 이론적으로는 아주 단순하다. 그러나 실천 과정은 만만치 않다. 암세포에 뺏기는 에너지를 줄이려면 나도 에너지를 줄여야 하기 때문이다. 암세포가 겪는 굶주림을 나도 똑같이 겪어야 한다. 이 지점에서 아마 주저할 것이다.

"의사 선생님은 잘 먹으라고 했어요. 그래야 독한 항암제와 방사선을 극복할 수 있다고요."

의사와 반대되는 말을 하니 난감할 수밖에 없을 것이다. 그렇기에 많은 사람이 의사의 견해를 따라간다. 그편이 쉽고 안심도 된다.

배고픈 상태와 배부른 상태 중에 어느 상태에서 치료를 받고 싶으냐고 물으면 대부분 배부른 상태를 선택할 것이다. 배고픈 상태를 선택한다고 한들 암을 치료하는 데 충분히 검증된 방식은 역시 아니다. 항암제가 불확실한 것처럼 에너지를 줄이는 방식도 완벽한 치료법으로 공식화된 것은 아니니까 말이다. 게다가 '의사'라는 권위를 갖고 있는 것도 아니다. 의사가 하라는 대로 하는 게 더 낫지 않을까?

실제로 암 치료 중에 조금이라도 굶거나 적게 먹으면 주변에서 걱정이 이만저만이 아니다. 그렇게 먹어서 어떻게 견디려고 하냐고 독한 치료를 받으려면 잘 먹어야 한다며 염려스러운 말을 쏟아낸다. 그러나 내가 잘 챙겨 먹어서 생긴 양질의 에너지는 과연 어디로 갈까? 십중팔구는 암세포에 간다. 암세포보다 훨씬 더 크고 많은 정상조직은 도대체 무엇을 하는 것일까? 안타깝게도 정상세포는 에너지를 별로 사용하지 않는다. 여기엔 몇 가지 이유가 있다.

첫째, 세포가 너무 늙어서 대사 효율이 떨어져 있기 때문이다. 그에 비해 암세포는 막 태어난 신생아처럼 세포 대사가 엄청나게 활성화되어 있다. 에너지를 먹는 양에서 보면 게임이 안 된다. 둘째, 암세포는 활성산소와 염증을 유발하여 주변 조직과 세포를 마비시켜 강제로 에너지를 약탈해서 자기 증식에 활용한다. 있는 것도 뺏긴다는 의미다. 그래서 많이 먹는 것이 과연 나를 위한 것인지 암을 위한 것인지 판단을 할 필요가 있다. 항암제와 방사선치료를 받으면 암세포는 엄청난 스트레스를 받는다. 당연할 것이다. 자신을 죽이려고 항암제와 방사선을 조사하는데 평안할 수가 있겠는가. 이렇게 극도의 스트레스를 받을 때 필요한 것은 무엇일까? 에너지다. 잘 먹어서 생기는 잉여에너지가 아니고, 암세포가 이용하는 에너지도 아니고, 정상세포가 이용하는 에너지다. 재생 에너지라고 말하기도 하고 NAD+라고 하기도 하는데 이 에너지가 부족하면 스트레스를 극복하는 시스템을 제대로 가동시키지 못해 약해지지만, 반대로 충분하면 암을 극복할 수 있는 시스템을 돌릴 수 있다.

"나를 죽이지 못하는 것은 나를 더 강하게 만든다."라는 말이 있다. 독일의 철학자 니체가 한 말이다. 항암제나 방사선치료를 받고 살아남은 암세포는 더 이상 이것조차 듣지 않는 강력한 괴물로 거듭난다. 이렇듯 암세포를 극한의 상황에서도 살아남게 하는 유일한 수단은 에너지 공급이다. 에너지가 생존 여부를 결정하는 것이다. 에너지가 충분하면 망가진 부분을 복구할 수 있고 다시 회복할 수 있다.

그런데도 항암과 방사선치료를 받을 때 잘 먹는 것만이 과연 옳은 일일까? 잘 먹어야 한다는 명제는 환자가 암세포를 잘 이겨내라는 의미에서 하는 말이다. 하지만 실상은 암세포가 내성을 가지고 저항성을 갖게 하는 원동력이 될 수도 있다. 실제로 임상에서 항암제 혹은 방사선치료를 받기 3일 전부터 완전히 굶으며 치료를 받은 경우와 정상적으로 식사를 하면서 치료를 받은 경우를 비교해보았다. 그랬더니 3일 전부터 굶은 그룹에서 부작용이 유의적으로 적은 것으로 나왔다. 덜 먹는 것이 암세포 증식을 막을 뿐만 아니라 항암제 부작용도 획기적으로 줄여준다는 임상 결과도 보고되었다. 동물실험에서도 동일한 결과가 나왔다. 우리가 갖고 있는 기존의 상식에 대해 다시 한번 생각해볼 계기라고 할 수 있다.

암과 싸워 이기는 방법 중에서 가장 좋은 것은 에너지를 제한하는 것이다. 에너지를 제한한다는 말은 칼로리를 제한한다는 말과 동의어다. 하루 800킬로칼로리 내외로 조절하도록 하는 것이다. 800킬로칼로리는 한 끼에 해당하는 칼로리다. 이것을 하루에 세 끼로 나누어 먹으면 된다.

"이렇게 적게 먹고도 살 수 있나요?"

걱정하지 않아도 된다. 충분히 살 수 있다. 평소에는 800~1,200 킬로칼로리 내외로 식이조절을 한다. 칼로리 제한은 기본적으로 방사선치료를 받거나 항암제를 투여한 전후로 5~6일 정도 하도록 권장한다.

칼로리 제한과 더불어 유산소 운동도 반드시 해야 한다. 유산소 운동을 강력하게 권하는 이유는 일차적으로 혈당 피크를 만들지 못하도록 하기 위해서다. 혈당 피크가 만들어지면 에너지가 암세포에게 갈 여지가 생기기 때문이다. 운동은 식이요법과 더불어 인슐린 민감도를 높이고 혈당 피크를 최소화시킨다. 인슐린 민감도가 좋아지면 암세포로 갈 만한 에너지가 거의 없어진다. 암세포는 인슐린 저항성을 만들려고 기를 쓰기 때문에 인슐린 민감도를 높이는 데 총력을 기울여야 한다. 에너지 싸움이면서 동시에 인슐린 민감도 싸움이다. 그러려면 근육이 있어야 하고 산소가 조직에 잘 도달해야 하고 에너지 대사가 활발하게 일어나야 한다. 암세포가 생존할 수 있는 여지를 아예 없애는 것이다.

인슐린 민감도와 혈당 피크는 당독소가 생성되거나 유입되는 것을 막아주는 핵심이기도 하다. 당독소가 많은 음식을 먹으며 칼로리 제한식을 한다고 생각해보자. 800킬로칼로리를 먹는데 튀기고 굽고 볶은 음식을 먹는다면 효과가 제대로 나올까? 답은 여러분이 더 잘 알 것이다. 이 사실은 동물실험과 인체실험에서 이미 확인이 되었다. A, B 두 그룹으로 나눠 칼로리 제한식을 했다. A그룹은 칼로리를 제한하고 B그룹은 당독소가 첨가된 칼로리 제한식을 한 후 비교한 결과 수명에서 현격한 차이를 보였고 각종 지표에서도 차이가 크게 나왔다. 당독소는 칼로리 제한식의 장점을 완전히 무력화시킬 정도로 강력하다.

"조금 먹을 뿐인데 뭐 그렇게까지 영향이 클까?"

이렇게 여긴다면 지나치게 안일하게 생각하는 것이다. 우리 몸에는 이미 당독소가 많이 쌓인 상태다. 세포가 노화되어 당독소에 취약해져 있다. 이런 환경에서 암이 발생된 것이기에 철저하게 하지 않으면 바로 암세포가 기승을 부리는 상태로 돌아가고 만다.

최신 연구에 따르면 당독소가 표피성장인자수용체EGFR(세포의 성장과 분화, 증식에 관여하는 단백질인 표피성장인자가 결합하는 수용체)에 대한 길항 항암제인 세툭시맙cetuximab이라고 하는 항암제에 대해 내성이 생긴 원인을 찾는 결과가 발표됐다. 항암제 내성의 핵심이 당독소라는 것이 밝혀진 것이다. 당독소가 암과 상관관계가 높다는 사실은 이미 잘 알려져 있었다. 하지만 항암제 내성의 직접적인 원인이 당독소라는 것은 최초의 보고였다. 항암제 내성이 생긴 암세포에 항암제인 세툭시맙을 동일하게 처리한 후 당독소 해독 약물을 같이 투여했을 때 항암제에 대한 민감도가 올라가 다시 항암효과를 보인다는 결과를 보면서 당독소가 암세포 증식과 내성에 중요한 역할을 하고 있다는 것을 다시 한번 확인했다.

당독소와 관련된 또 다른 항암 관련 연구결과도 있다. 세계 최고의 과학저널로 손꼽히는 『네이처』에 발표된 논문이다. 앞에서 언급했듯이 암에 걸리면 주로 면역력을 높이는 데 관심을 두지만 이것에 대해 상당히 다른 측면에서의 문제점을 보여준 결과다. 골수유래억제세포라고 하는 면역조절골수세포가 만드는 당독소가 T면역세포에 당독소를 전달하여 T세포의 항암효과를 무력화시킨다는 사실이 최초로 밝혀진 것이다. 암세포를 죽이려면 T세포 같은 면역세포가 활성화돼야 하는데 T세포가 활성화되는 것을 당독소가 방해하여 무력화시켜 암세포 증식을 오히려 촉진시킨다는 것이다.

이외에도 증식암과 정체된 암조직을 분석해 본 결과 증식암에는 당독소가 증식에 비례해서 증가하는 반면 정체된 암에는 당독소가 거의 만들어지지 않는 것을 확인한 결과도 발표됐다. 여러 연구를 통해 당독소가 다양한 측면에서 암세포 증식과 밀접하게 연관돼 있다는 것을 알 수 있다.

당독소는 음식을 통해서도 들어오지만 장에 있는 유해세균에 의해 몸속에서도 만들어진다. 혈당이 높으면 높을수록 많이 만들어지고 지방이 많으면 많을수록 많이 만들어진다. 따라서 암환자는 당독소가 높은 음식을 멀리하는 것은 물론 장내균총을 건강하게 만드는 것에도 신경써야 한다. 혈당이 낮으면 낮을수록 당독소가 덜 만들어지고 인슐린 민감도가 증가한다. 암과의 싸움에서 이길 수 있는 유리한 조건을 만드는 것이다.

3장

당독소를 어떻게
해독하는가

1
안티에이징은 혈액에서 시작된다

당독소가 쌓이면 간이 혹사당한다

간은 인체의 화학 공장으로 '제2의 심장'으로 불릴 만큼 중요한 장기다. 우리 몸에 필요한 각종 영양소를 만들어 저장하고, 신진대사에 관여하고, 해독작용 등 중요한 기능을 담당한다. 간은 신체의 모든 해로운 이물질을 해독하고, 처리하는 일을 도맡아 하는데 이러한 과정에서 간세포가 손상되기 쉽다.

"이 약 먹으면 간이 나빠지나요?"

약국에서 많이 듣는 질문이다. 과연 어떤 약을 먹으면 간이 나빠질까? 아니면 간과 상관없는 것일까? 간은 우리가 섭취한 모든 음식에서 독성물질을 걸러내 몸 바깥으로 내보내는 역할을 한다. 포도당과 아미노산 등의 영양소 대사가 일어나고 호르몬과 효소 등을 생산하는 것 역시 간의 기능이다. 간이 생명과 건강을 유지하는 데 꼭 필요한 이 기능들을 제대로 못 해낸다면 몸에 독소가 계속 쌓여 몸이 망가지고 노화가 급속화되는 것은 물론 나쁜 병까지 생길 수

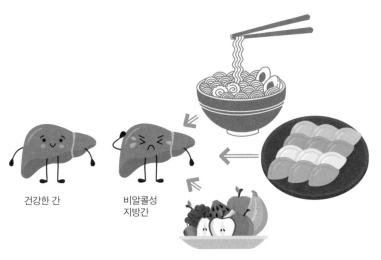

비알코올성 지방간을 진단받은 환자 중에는 과일, 떡, 면 같은 탄수화물을 좋아하고 탄수화물 위주의 식사를 하는 중년들이 유독 많다.

있다.

"난 술 안 마시니까 괜찮아."

이렇게 생각하는 분도 있을 것이다. 간에 안 좋은 것을 손꼽으라고 하면 제일 먼저 알코올을 떠올릴 것이다. 물론 술이 간에 나쁜 것은 사실이다. 그런데 술을 한 방울도 마시지 않아도, 또 간에 좋은 영양제를 잘 챙겨먹어도, 내가 매일 먹는 무언가가 간을 망치고 있다면?

나도 모르는 새 매일매일 내 몸에 쌓여 간을 망가뜨리는 그 무언가는 바로 당독소다. 음식의 당분과 아미노산이 고열에서 조리되면 당독소가 생성된다. 매일매일 당독소 관리를 하지 않으면 독소가 쌓여 간이 혹사당하는 것이다. 건강한 간을 가진 사람이라면 당독소를 어느 정도 먹어도 해독과정에서 처리할 수 있다. 하지만 지방간이 있거나 인슐린 저항성, 당뇨 등 대사증후군이 있거나 해독 기능이 망가진 상태라면 소량의 당독소만으로도 간이 망가질 수 있다.

게다가 당독소는 호르몬 대사를 방해한다. 렙틴, 아디포넥틴 등 식욕을 조절해주는 호르몬도 당독소에 의해 작용을 방해받기 때문에 포만감을 느끼지 못하고 계속 먹게 된다. 인슐린 호르몬 또한 방해를 받아 인슐린 저항성이 일어나고 그로 인해 콜레스테롤과 중성지방이 켜켜이 쌓여 지방간이 될 수 있다. 더 무서운 것은 당독소에 의해 지방간이 간염으로 넘어간다는 사실이다. 당독소는 지방간의 원인이기도 하지만, 단순히 간에 지방이 쌓인 상태를 넘어서 염증 상태까지 유도해 비알콜성지방간염이 생기게 한다.

이미 지방으로 채워진 간에 계속해서 염증이 생기면 결국 간세포가 녹아버린다. 그 자리가 흉터 조직으로 급하게 채워져 간섬유화가 일어나고 탄력성이 떨어진 간은 결국 건조하고 딱딱하게 변해 결국엔 간경화로까지 이어지는 것이다. 이때 스트레스도 많고 대사율이 떨어져 활성산소까지 많다면 이 모든 과정이 단시간에 일어나고 간암까지 이어지는 간 기능 부전에 의해 생명까지 위협받게 될 수 있다. 그래서 건강검진 결과에서 지방간이 있다고 하면 병원에서도 꼭 식이조절과 운동을 통해 이러한 부분을 개선해달라고 권고하는 것이다.

간의 건강 상태를 정상범위로 돌아가게 하기 위해서는 매일 먹는 음식에서 당독소 관리를 해야 한다. 당독소 분해 유산균과 당독소 분해 아미노산도 섭취하면 도움이 된다. 실제로 당독소를 줄여주는 유산균의 실험 결과를 통해 이를 확인할 수 있었다. 건강한 성인남녀 36명에게 26일간 당독소를 높게 만드는 식품인 파마산 치즈를 섭취하게 한 후 당독소를 분해하는 유산균을 먹게 했다. 이후 혈액검사를 해보니 간손상지표인 AST, ALT가 각각 25퍼센트, 40퍼센트 개선되고 LDL 수치 또한 20퍼센트 떨어졌다. 당독소가 염증을 일으켜 간을 아프게 하고 기능을 떨어뜨리는 주범이라는 것을 알 수 있는 결과다. LDL이 높은 사람이라면 이 부분을 꼭 주목하도록 하자.

주의해야 할 것이 한 가지 더 있다. 바로 활성산소다. 활성산소는 우리 몸에서 섭취한 음식을 산화시켜 에너지를 만드는 과정 중에 생기는 물질이다. 불안정한 상태로 주변 세포들을 공격해 망가뜨리는 주범으로 스트레스, 흡연, 과식, 비만 등의 이유로 더욱 많아진다. 활성산소가 많아지면 간의 해독 기능이 떨어져서 간세포에 당독소가 축적된다. 간세포도 망가지고 또 다른 산화스트레스도 만들어지고 결국엔 간 기능이 총체적으로 망가지는 악순환이 생기는 것이다.

활성산소를 막기 위해서는 항산화제를 섭취하면 좋다. 간의 해독 기능은 총 두 단계로 진행된다. 보통 1단계까지는 무난하게 진행되지만 2단계 과정에서 막히는 경우가 많다. 이 두 번째 단계가 막히면 활성산소가 많아진다. 2단계 해독을 도와주는 성분이 중요한 이유다. 울금, 강황, 브로콜리, 그리고 녹차 등의 항산화 성분이 매우 효과적이다. 이 영양소들은 Nrf2 활성화제라고 부르기도 한다. Nrf2 활성화제는 체내의 항산화효소, 해독 효소들을 생성하게 한다. 활성산소가 줄고, 해독능력이 좋아지면 당독소 또한 잘 해독된다. 특히 탄수화물 과다섭취로 지방간이 잘 생기는 우리나라 사람들의 경우, 바로 이 성분들이 지방합성을 막아주는 역할도 하기 때문에 경도에서 중등도의 지방간이 있는 이들에게 더욱 추천할 만하다.

또한 비타민 A, 비타민 E, 셀레늄, 글루타치온과 같은 지용성 독소를 처리하는 항산화제 물질 또한 필요하다. 항산화제라고 하면 비타민 C만 고용량으로 복용하는 경우가 많은데 만성질환자나 감염증, 만성염증에 시달리는 분에게는 생체막을 구성하는 불포화지방산의 지질과산화에 대한 대책이 더 많이 요구된다.

간의 건강을 가장 빠르게 회복시킬 방법은 무엇일까? 5일 동안의 당독소 해독식이다. 단 5일만 하루 800칼로리 이하로 당독소가 제한된 음식을 섭취하면 식탐이 줄어들 뿐만 아니라 호르몬 대사도 정상으로 돌아와 간에 쌓여 있던 지방을 태우고 간의 해독 기능 또한 회복될 수 있다. 간은 '침묵의 장기'라고 한다. 70퍼센트의 기능이 상실될 때까지도 간은 신호를 보내지 않는다. 평소 많이 피곤하다고 느끼거나 건강검진에서 지방간의 소견을 받았거나 간 손상 수치가 정상보다 높다면 반드시 식습관과 당독소를 관리해야 한다. 생활습관 및 식습관 교정, 영양요법을 무시하면 가속노화를 겪는 것은 물론 간경화와 암의 노예가 될지도 모른다.

당독소가 알부민에 붙으면 노화가 빨라진다

안티에이징은 물론 건강을 생각할 때도 간이 중요한 이유는 알부민 때문이다. 알부민은 세포의 기본 물실을 구성하는 단백질의 하나로 4분의 1을 차지할 정도로 간에서 생성되는 주요 단백질이다. 이는 혈관 속에서 체액이 머물게 하여 혈관과 조직 사이의 삼투압 유지에 중요한 역할을 한다. 혈청 알부민은 혈청 총단백의 50~70

개체결합-젊은 피 수혈로 회춘

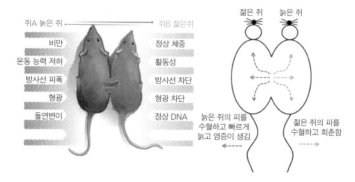

(출처: 『네이처』)

퍼센트를 차지하고 알부민의 농도가 적어지면 혈관 밖으로 체액이 빠져나가 혈액량이 줄어들어 혈압이 떨어질 수 있고 어지럼증이나 부종, 복수 등이 발생할 수 있다.

15년 전 학술지에 연구 논문 하나가 발표되었는데 흥미로운 주제로 많은 관심을 받았다. 연구 내용은 젊은 쥐와 늙은 쥐의 혈액을 반반씩 바꿔서 쥐들의 상태를 보는 실험이었다. 논문에 따르면, 젊은 쥐는 급격하게 노화가 진행되고 늙은 쥐는 오히려 젊은 쥐처럼 생생해지고 회춘을 했다는 결과를 얻었다. 혈액 속의 무언가가 노화의 핵심 원인인 것은 확실했다지만 당시에는 그 원인까지 정확하게 밝혀내지 못했다. 그러다가 최근에 들어와서 노화 관련 학회에서 새로운 논문이 발표됐다. 과거의 연구에서 찾지 못했던 회춘 관련 혈액의 비밀이 바로 '알부민'이라는 내용이었다. 더불어 혈액을 바꾸는 것보다 새 알부민, 깨끗한 알부민을 넣어주면 늙은 쥐의 회복력과 컨디션이 훨씬 더 좋아진다는 결과도 얻었다.

알부민이 새것일수록 좋은 이유는 바로 당독소와 관련이 있다. 당독소가 많은 음식을 먹으면 당독소가 소화기관을 통해 혈액 안으로 들어온다. 이때 가장 먼저 당독소가 달라붙으려고 하는 곳은 혈액을 구성하는 혈장단백질이다. 특히 혈장단백질 중 가장 많은 수와 부피를 가진 알부민은 당독소와 결합을 잘한다. 적혈구, 글로불린 단백에도 결합을 잘한다.

혈액 속 단백질 중 가장 큰 비율을 차지하는 알부민은 여러 아미노산이 조합이 된 단백질 구조를 가지고 있다. 그러다 보니 당독소가 잘 결합할 수 있는 분자 구조를 알부민 분자 곳곳에 가지고 있다. 당독소가 결합이 돼 당화알부민이 되면 알부민의 원래 기능이 저하된다. 영양소를 저장 운반하고 독소를 해독하고 혈액의 양과 삼투압을 조절하는 각종 대사에 필요한 기능이 떨어지게 되는 것이다. 이런 당화알부민으로 인해 많은 사람은 또래보다 빨리 늙게 되고 쉽게 피로해질 수밖에 없는 것이다. 알부민의 기능 중에는 몸에 생기는 활성산소를 처리해주는 항산화 역할이 있다. 그런데 이 기능 역시 유지하기 어려워진다.

알부민이 일을 제대로 못 하는 것은 다이어터들에게도 치명적이다. 알부민은 혈액의 양을 조절하고 또 림프에서 혈액 성분과 대사체를 빼주면서 조직액이 한곳에 쌓이지 않도록 한다. 이것이 제대로 이루어지지 않으면 조직액이 고이면서 부종이 생긴다. 이를 보고 우리는 '부었다'고 표현한다. 이 붓기가 지속되면 순환계에 악영향을 미친다. 부은 거니까 곧 빠질 거라고 안심할 수는 없다는 뜻이다.

당독소가 적혈구에 붙으면 돌연변이가 된다

적혈구의 모양은 타원형으로 예쁜 원반 또는 그릇처럼 생겼다. 신축성이 좋아서 젤리처럼 말랑말랑하다. 이런 적혈구에 당독소가 붙어서 당화혈색소 수치가 높아지면 일차적으로 그 모양이 기형으로 변하게 된다. 깨끗하고 평평했던 적혈구에 돌기처럼 우둘투둘 혹이 생긴다. 그러면서 젤리 같았던 신축성이 줄어들게 된다.

돌연변이가 된 적혈구들은 신장과 횡격막 사이에 있는 비장이라는 장기에서 걸러주는 시스템이 있다. 하지만 물이 너무 많으면 댐이 무너지듯이 돌연변이 적혈구가 많아지면 비장이 모두 걸러내지 못한다. 비장을 통과한 적혈구들은 온몸으로 퍼지기 시작한다. 정상적인 적혈구에 비해 딱딱해진 돌연변이 적혈구들은 좁은 혈관을 통과하지 못하기 때문에 말초혈관들을 막히게 한다. 이렇게 되면 혈류순환이 되지 않아 산소 공급에 문제가 생긴다. 그뿐만 아니라 혈관 내피에 들러붙기도 하는데 여기에서 혈전을 유발하면서 동맥경화를 일으킨다.

생각보다 많은 사람이 혈액순환과 혈전 예방 등을 목적으로 고지혈증 약이나 저용량 아스피린을 찾는다. 하지만 그것은 증상의 일부만 해결할 뿐이다. 아스피린은 적혈구 혈전을 예방하는 효과는 있지만 신장 기능이나 말초 내피의 염증을 일으키는 부작용도 있고 장기 복용 시 위장장애가 생기기도 한다. 약은 우리 몸에서 외부물질로 인식되므로 부작용의 우려가 있기에 복용 전에 충분히 고민해 보아야 한다.

유산균과 아미노산으로 당독소를 없애자

당독소는 혈액 속에 있는 알부민이나 적혈구에도 붙지만 혈관 자체에도 잘 붙는다. 특히 혈액이 지나다녀야 하는 관의 내부, 즉 혈관 내피에 당독소가 붙으면 두 가지 문제점이 발생한다. 첫째는 혈관이 딱딱해지거나 좁아지기 때문에 혈액의 흐름을 나쁘게 만든다는 것이고 둘째는 흐르는 혈액에 섞이면서 더 걸쭉하게 오염시킨다는 것이다. 혈액과 혈장 단백질을 정화시키지 못하면 만성질환에 시달리고 노화를 앞당기게 된다.

가속노화를 막고 젊음을 유지하기 위해서는 혈액순환이 잘되는 것이 중요하다. 하지만 혈액순환은 신체의 컨디션에 따라 약이 될 수도 있고 독이 될 수도 있다. 깨끗하고 맑은 혈액이 온몸을 돌아다니는 것과 끈적이고 더러운 혈액이 도는 것은 완전히 다른 이야기이기 때문이다. 혈액순환에 집중하기 전에 피를 깨끗하게 하는 것이 우선이다. 혈액의 독소를 어떻게 없앨 수 있을까? 구체적으로 말하면 '알부민과 적혈구에 붙은 당독소'를 제거해야 한다.

당독소를 없애는 데 가장 효과적인 것은 분해 유산균과 아미노산이다. 유산균은 음식물을 통해 들어오는 당독소를 분해하고 아미노산은 체내에서 자체 생성되는 당독소를 분해한다. 이미 한국식품연구원과 공동 연구를 통해 김치와 간장에서 분리한 유산균으로부터 당독소를 분해하는 유산균을 세계 최초로 찾았다. 동물실험을 통해 유산균이 당독소를 분해한나는 것을 확인한 후 연구를 이어가면서 해당 균주를 가지고 임상실험을 진행했다.

당독소가 많이 들어 있는 파마산 치즈만을 섭취하고 당독소가 혈액 속에 늘어나는 것을 측정한 후 당독소 분해 유산균을 26일 동안 섭취시키고 다시 파마산 치즈를 먹인 후 혈중 당독소 양을 측정하여 유산균의 당독소 분해 능력을 측정했다. 당독소 분해 유산균을 섭취한 후 혈액 속의 당독소 분포도가 90퍼센트 이상 낮아질 뿐만 아니라 간염 수치, 콜레스테롤 수치, 당화혈색소가 같이 낮아지는 놀라운 결과를 얻고 당독소가 염증과 지질 대사에 매우 중요한 역할을 할 수 있음을 임상을 통해 처음으로 알게 되었다. 그 정도로 탁월한 효과가 있을 것으로 생각하지 못했기에 놀라운 결과였다. 음식 섭취를 통해 들어오는 당독소는 당독소 분해 유산균이 효과적으로 제어할 수 있을 것이라는 확신이 들었다.

당독소를 분해하는 특정 유산균은 음식 섭취를 통해 몸속으로 유입되는 것을 막아주고 특정 아미노산은 체내에서 만들어지는 당독소 원인 물질을 제거해서 생성을 근원적으로 막아주는 이중의 해독시스템을 갖추게 한다. 이러한 시스템이 실제로 당화혈색소를 낮추고 알부민의 기능을 정상화시켜 혈액을 맑게 하고 대사를 향상시킬 수 있다는 것을 많은 케이스 스터디와 임상을 통해서 확인할 수 있다.

이렇듯 대사 과정에서 만들어진 당독소의 원인 물질은 혈중의 알부민이나 적혈구 심지어는 면역세포 등에 붙어 기능을 망가뜨리고 염증을 유발하여 대사를 다시 떨어트린다. 당독소는 음식을 통해서 몸속으로 들어오는 것을 막는 것도 중요하지만, 몸속에서 생기는 것을 막는 것도 매우 중요하다. 체내에서 만들어지는 당독소의 종류는 수백 가지가 넘기 때문에 일일이 다 찾아서 없애는 것은 불가능에 가까운 일이다. 당독소보다 당독소를 만들어내는 원인 물질에 집중한 것도 바로 이런 이유에서였다.

가천대학교 약학대학과의 공동 연구에서 메틸글리옥살이 적혈구의 헤모글로빈에 붙어 구조를 망가뜨려 그 역할을 하지 못하도록 어떻게 방해하는지에 대한 실험결과를 얻어 국제학술지에 기고한 적이 있었다. 헤모글로빈의 구조를 완전히 비정상적으로 변형시켜 산소를 운반할 수 없게 만들어버릴 뿐만 아니라 혈관 내피에 영향을 주어 혈액의 흐름과 혈관 벽의 기능을 망가뜨려 부정적인 영향을 미친다는 것을 확인한 내용이었다.

공동연구의 성과는 이것만이 아니었다. 체내 대사에서 만들어지는 메틸글리옥살과 글리옥살을 효과적으로 없애는 특정 아미노산을 찾았다. 아미노산이 당독소 제거에 중요하다는 것을 알게 된 계기는 우연히 한 논문을 읽으면서 생긴 호기심에서 시작되었다. 철새는 한 번 먹이를 먹고 수만 킬로미터를 날아가는데 어떻게 가능할까에 대한 견해를 당독소 관점에서 해석한 논문이었다. 철새는 사람보다 혈당이 3~4배 정도 높아 300~400 정도 된다는 것이다. 그런데 혈중의 메틸글리옥살은 사람의 3분의 1 정도로 매우 낮고 혈중의 아미노산 농도가 사람의 5~10배 정도 높다는 특이한 특징을 갖고 있다는 내용의 논문이었다.

이 논문을 읽고 혹시 아미노산 중에서 메틸글리옥살을 없애는 능력이 있지 않을까 하는 생각이 들었다. 그래서 국내 당독소 연구의 최고권위를 갖고 계신 교수님께 찾아가 실험을 의뢰하게 된 것이 아미노산이 당독소를 제거한다는 연구의 시작이 됐고 지금은 이것이 아미노산을 넘어 아미노산 유도체를 개발하여 신약을 개발하는 데까지 발전했다. 재미있는 것은 모든 아미노산이 당독소를 없애지는 못한다는 것이었다. 특정의 아미노산만이 당독소를 없애는 것을 확인하고 이것을 정리해서 특허까지 출원했다.

우리 몸에서 포도당, 아미노산, 지방이 분해 및 합성되는 과정에서 메틸글리옥살MGO 그리고 글리옥살과 같은 당독소를 만드는 원인 물질들이 만들어진다. 포도당은 세포에서 대사되어 ATP라고 하는 에너지 화폐를 만든다. 이 과정에서 산소가 부족하거나 활성산소 혹은 염증 등이 생기면 포도당이 정상적으로 ATP를 만들지 못하고 대사 중간에 메틸글리옥살과 같은 당독소 원인 물질을 만들어낸다. 당독소라는 이름에서 유추할 수 있듯이 당에서 비롯된 것이라는 의미에서 당독소라고 이름이 붙여진 것이다. 실제로는 지방이 분해되고 합성되면서 혹은 산패되면서 훨씬 더 많은 당독소 원인 물질들이 만들어진다는 것이 최근에 밝혀져 당독소라고 이름 붙이는 것이 조금은 어울리지 않는 용어가 됐다.

　흔히 포화지방산보다 불포화지방산이 중요하다고 인식돼 왔다. 그런데 몸속에 활성산소가 많이 생기면 불포화지방산은 활성산소에 의해 지방이 산패되는 과정에서 당독소와 같은 나쁜 물질들이 많이 만들어진다. 염증이 많고 당뇨와 같은 대사증후군을 앓고 있다면 불포화지방산을 섭취하는 것 못지않게 원인을 없애는 것도 중요하다. 그렇지 않으면 비싸게 주고 먹은 좋은 불포화지방산이 오히려 몸에서 독성물질을 만드는 원인으로 작용할 수도 있기 때문이다.

2
불포화지방산이 독이 된다

불포화지방산이 독이 될 수 있다

포화지방산은 나쁘고 오메가-3와 오메가-6와 같은 불포화지방산은 몸에 좋은 것이라는 인식이 널리 퍼져 있다. 실제로 올리브오일이나 들기름 같은 것이 몸에 좋다고 여기며 과량의 불포화지방을 섭취하는 분들이 있다. 불포화지방산은 열에 약해서 산패가 잘 일어나기 때문에 볶거나 해서 기름을 짜내는 방식이 아니라 저온 압착을 하는데 요즘은 초임계추출과 같은 방식으로 생산하는 경우가 많아졌다. 그리고 보관할 때도 상온이 아니라 냉장 상태에 보관해 산패가 일어나는 것을 최대한 막으려고 한다. 몸에 없어서는 안 되는 필수지방산들의 보충으로 우리 몸을 건강하게 만들고자 하는 노력이기에 평소 잘 챙기는 사람들도 많을 것이다.

그런데 오메가-3, 들기름, 올리브오일이 건강에 좋다고 매일 한 컵씩 먹는 게 과연 몸에 좋은 일일까? 불포화지방산은 대부분 건강을 위해 먹을 것이다. 생산에서 보관까지 정성을 다한 만큼 몸에서 효과를 볼 수 있을까? 올리브오일과 들기름을 과하게 장복하는 분들에게서 많은 부작용이 일어나는 것을 목격하곤 한다. 몸이 망가진 원인도 찾지 못한 채 습관처럼 먹는 분들도 많았다. 심지어는 부작용을 일시적인 '명현현상'이라고 하거나 좋아지는 과정에서 일어나는 일시적인 현상이라고 오히려 더 먹어야 한다고 하는 경우도 있다. 명현현상인지 부작용인지 명확하게 구분할 방법도 없고 매뉴얼화도 불가능한 상태에서 내 몸을 실험체로 쓰는 일을 언제까지 해야 하는 것일까?

몸이 좋아지려고 좋다는 불포화지방산을 비싸게 구입해 섭취했는데 부작용이 생기는 이유는 무엇일까? 첫 번째는 아무리 좋은 것도 과한 것은 반드시 문제를 일으킨다는 것이다. 두 번째는 섭취하는 대상의 건강 상태와 연관이 있다. 건강한 사람이 비싼 것을 과하게 먹을 일은 거의 없을 것이다. 건강이 안 좋은 사람들이 섭취하는 경우가 많다. 그들의 공통적인 현상은 활성산소가 많고 염증 수치가 높고 해독 능력이 떨어져 있다는 것이다. 이런 상태에서 오메가-3, 들기름, 올리브오일이 몸속에 있는 염증 혹은 활성산소와 만나면 불포화지방산이 산패가 일어나 반응성이 큰 독성물질이 순간적으로 많이 만들어질 수 있다.

물론 우리 몸속에 독성물질이 생기면 해독시스템에 의해서 제거돼 무독화되기에 오늘 당장 과하게 먹었다고 큰일이 생기지는 않는다. 하지만 지속적으로 불포화지방산을 섭취하면 체내의 해독시스템이 소진되기 시작하면서 몸에서 처리해야 할 독성물질들이 충분히 해독되지 못하는 지경에 이른다. 이때부터 몸에 이상 반응들이 서서히 나타나는 것이다. 몸이 무겁거나 피로하거나 쉽게 지치거나 피부 발진이 생기거나 섭취하기 전보다 오히려 몸이 더 나빠진다. 심지어는 간의 염증 수치가 상상을 초월할 만큼 높아지는 경우도 흔하게 일어난다.

모든 사람에게 이런 현상이 동일하게 나타나는 것은 아니다. 그렇기에 원인을 찾기가 더욱 쉽지 않다. 다만, 건강이 안 좋은 사람이 불포화지방산과 함께 건강식품이나 약을 복용하는 경우 부작용이 나타날 확률이 높다. 지용성 항산화제를 같이 먹거나 해독시스템을 활성화시키는 구성 성분이 포함된 식품이나 건강식품을 먹으면 도움이 된다. 불포화지방산이 좋다고 해도 내 몸에서 대사할 수 있는 범위 안에서 섭취하는 것이 중요한 것이다.

불포화지방산 산화물이 후유증을 일으킨다

불포화지방산은 세포막의 핵심 구성 성분이다. 세포막은 외부와 물리적으로 차단되어 있어 세포 안을 보호하고 물질의 이동과 이온의 이동 통로로 매우 중요한 역할을 한다. 세포막을 구성하는 불포화지방산의 조성에 따라 성질과 기능이 달라진다. 이런 조성에 영향을 주는 것이 일상에서 섭취하는 기름이다. 오메가-6가 많이 함유된 콩기름이나 옥수수기름 혹은 버터와 같은 지방을 과하게 섭취하면 세포막의 조성도 변하게 되어 세포막의 유동성이 변형되고, 세포막의 물질이동과 세포 내 대사에 영향을 미쳐 질환을 일으키는 원인이 된다. 오메가-3와 오메가-6의 비율은 1 : 2~4 정도로 균형 있는 섭취가 필요하다.

불포화지방산이 활성산소와 만나 산화가 되면 반응성이 큰 독소로 변해 다양한 질환과 증상을 일으킨다. 대표적인 것이 코로나 혹은 독감과 같은 바이러스에 감염된 후 회복 과정에서 나타나는 후유증들이다. 이들 후유증의 대부분이 세포막에 있는 불포화지방산의 산화물들이 일으킨 것이다. 우리 몸에 필수성분이고 없어서는 안 될 성분들이 무서운 독으로 돌변하는 것이다. 바이러스에 감염돼 싸우는 과정에서 많은 세포가 손상을 입거나 죽은 세포 잔해물 속에 세포막의 불포화지방산 산화물이 한꺼번에 쏟아져 나오게 된다. 몸에 있는 해독시스템이 효과적으로 해독을 시킬 수 있으면 후유증이 없이 회복이 가능하지만 기저질환이 있거나 해독시스템 기능에 문제가 있는 분들, 나이가 드신 분들의 경우에서 심각한 후유증을 겪기도 한다. 코로나바이러스 감염에서 회복은 되었는데 계속해서 기침이 멈추지 않고 지속되거나, 온몸이 통증으로 힘들거나, 미각을 완전히 잃어 맛을 느낄 수 없거나 기운이 떨어져 일상생활을 제대로 할 수 없거나 하는 사례도 있다.

여기에 대한 연구가 최근에 보고됐다. 불포화지방산 산화물이 'TRPA1'이라고 하는 수용체에 결합하여 통증, 염증, 기침 등을 유발한다는 것이다. 따라서 코로나 후유증 없이 회복되려면 불포화지방산화물을 완전히 정리하는 것이 중요하다. 한번 생긴 독성물질이 완전히 정리되지 않으면 끊임없이 염증 반응이 지속적으로 일어나기 때문이다. 이러한 현상은 독감에 의해서도 일어난다. 활성산소가 많거나 염증 수치가 높은 사람들이 원인을 알 수 없는 증상들을 앓기도 한다. 우리 몸의 해독시스템은 나이가 들면서 기능이 떨어진다. 이러한 후유증을 막으려면 항산화 역할을 하는 비타민이나 아미노산 그리고 플라보노이드와 같은 생리활성 성분이 많은 채소를 평소에 자주 섭취하는 것이 중요하다.

당독소가 많으면 콜라겐 생성이 어렵다

콜라겐 상품이 넘쳐나고 있다. 마케팅의 성공인지 진정한 효과인지 알 수 없지만 피부 주름과 탄력 저하가 콜라겐 부족 때문이라며 콜라겐만 먹으면 젊어진다는 광고가 범람하는 것 같다. 그런데 정말 그만한 효과가 있을까? 콜라겐은 나이가 들수록 필요한 것인데 정작 필요한 사람에게는 큰 효과가 나타나지 않는다. 그 이유는 두 가지가 있다.

가장 큰 이유는 대사 효율이 바뀌었기 때문이다. 어릴 때를 생각해보면 콜라겐을 따로 챙겨먹은 기억이 없을 것이다. 콜라겐은 우리 몸에서 잘 만들어지는 단백질이기 때문에 따로 먹지 않아도 충분하기 때문이다. 나이가 들수록 콜라겐이 부족해지는 이유는 합성보다 분해가 더 많이 일어나기 때문이다.

어릴 때는 성장과 관련된 호르몬 및 유전자들이 활성화돼 합성 역량이 강화된다. 하지만 나이가 들면 대사 기능 및 기초대사가 낮아지면서 효율성이 떨어진다. 특히 당독소와 염증 그리고 이들을 만드는 잉여에너지가 많다면 이 효율성은 거의 제로에 가깝다. 우리 몸은 염증과 당독소가 많으면 그것을 먼저 해결하려고 한다. 좋은 재료를 밖에서 공급한다고 해도 한가롭게 이용할 여력이 없다. 당독소가 많으면 면역이 항진돼 염증 상황이 되면 우리 몸은 결코 재생산에 에너지를 쓰려고 하지 않는다. 방어가 우선이기 때문이다.

잉여에너지가 남아돌면 고혈당, 고지방, 고콜레스테롤, 염증성 질환, 퇴행성질환 및 암과 같은 질환이 발생될 가능성이 커진다. 이런 상황에서는 ATP가 잘 만들어지지 않는다. 못 먹어서 콜라겐이 안 만들어지는 것이 아니다. 좋은 콜라겐을 먹어도 뼈와 살로 만드는 것이 아니라 죄다 분해하여 혈당으로 만들어버린다. 가장 비싼 저분자 피쉬콜라겐을 먹어도 그저 비싼 생선을 먹는 것과 같은 셈이다.

콜라겐이 많이 들어 있는 음식은 소화에 크게 영향을 미치지 않는다. 저분자 500달톤 이하의 것을 먹으나 족발이나 곱창을 먹으나 소화 기능에 문제가 없다면 흡수는 거의 비슷하다. 원료의 문제가 아니라 내 몸의 당독소, 염증, 잉여에너지가 문제다. 여기에 나이까지 많다면 더욱더 에너지가 떨어져 콜라겐이 몸에서 잘 만들어지지 않는다. 해결책은 저분자 콜라겐이 아니라 당독소, 염증, 잉여에너지를 극복하는 일이다. 좋은 재료가 들어갈 수 있는 길을 만들어주면 필요한 곳에 착착 쌓여 진피와 세포를 빵빵하게 채워준다. 내가 먹은 것이 내가 되는 선순환이 이루어진다.

때로 콜라겐 마케팅 현장에서 임상데이터로 설명을 하면서 보여주기도 한다. 그들이 보여주는 데이터를 잘 분석해보면 고령인 분들을 대상으로 한 경우는 거의 없다는 사실을 알 수 있다. 주로 30대가 많은데 아직 대사가 활발해서 콜라겐을 보충하면 합성이 어느 정도 되기 때문이다. 만약 50~60대를 대상으로 했어도 동일한 결과가 나올까? 쉽지 않을 것이다.

콜라겐을 먹어도 효과가 없다면 대안을 찾을 수 있을까? 어릴 때의 환경으로 내 몸을 만들면 된다. 어릴 때로 다시 돌아갈 수는 없지만 몸의 환경을 바꿀 수는 있다. 소식과 운동으로 잉여에너지가 적고 에너지 대사가 활발한 환경으로 바꾸는 것이다. 특히 5일 단식모방식이**FMD** 소식을 하면 몸속에 들어오는 에너지원의 양이 줄어든다. 이미 몸속에 가득 찬 잉여에너지가 효과적으로 소진되어 재생과 합성이 쉬운 환경으로 빠르게 바뀐다. 이런 상황에서 콜라겐을 먹으면 몸속에서 콜라겐 합성이 잘 일어난다. 근육을 늘리고 싶을 때도 같은 원리다. 나이가 들면 근육이 자꾸 줄어든다. 근육을 늘리겠다고 단백질을 보충해도 당뇨 같은 기저질환이 있는 이들에겐 무척 어려운 일이다. 나이 들수록 필요한 콜라겐과 근육을 건강하게 늘리고 싶다면 5일 단식모방식이 소식과 운동만큼 좋은 방법이 없다.

결과적으로 당독소가 많으면 콜라겐이 만들어지기 어렵다. 당독소가 콜라겐에 껌처럼 붙어버려 딱딱하고 건조하게 만들 뿐만 아니라 낡은 콜라겐이 새 콜라겐으로 치환되는 일도 방해한다. 평소 당독소가 낮은 식이요법을 유지하면서 5일 단식모방식이 소식과 운동을 병행하는 것이 최선의 방법이다.

3
왜 다이어트에 실패하는가

살이 찌지 않는 몸을 만들어야 한다

왜 현대인들은 먹는 대로 살이 찔까? 약 200만 년 전에 수렵, 채집, 사냥하며 발생한 현 인류의 조상인 오스트랄로피테쿠스가 살았던 시대를 생각해보자. 당시의 인류는 매일 세 끼를 꼬박꼬박 먹으며 디저트까지 챙겨 먹었을까?

세 끼를 먹기는커녕 어쩌다 사냥에 성공하면 먹었고 그렇지 않으면 오랫동안 굶주림과 추위를 견뎌야 했을 것이다. 인간의 몸은 이런 환경에 적응해가며 먹을 수 있을 때 가능하면 많이 먹고, 한 달을 굶어도 에너지를 아껴 쓰고, 오랫동안 쓸 수 있도록 효율적으로 에너지 대사 시스템이 DNA에 세팅되었다. 미라 상태로 빙하에서 발견된 구석기 시대의 인류는 현대인과 같은 신체적 특징과 대사체계를 갖고 있다고 한다.

이렇게 약 200만 년을 살다가 잘 먹기 시작한 세월은 기껏해야 100년 남짓에 불과하다. 인류가 발생하고 진화한 시간 중 약

0.005퍼센트에 해당하는 짧은 시간에 갑자기 잘 먹게 된 것이다. 인류의 역사를 1년으로 생각하면 1년 내내 굶주리다가 12월 31일 오후가 돼서야 대량생산과 경제성장의 토대를 닦은 셈이다. 이것은 인류에게 축복일까, 아니면 저주일까? 먹을 것은 풍요로워졌지만 우리 몸의 대사체계가 '잘 먹는 시대'에 맞추어 진화하기에는 턱없이 부족한 시간일 수밖에 없다.

구석기 시대를 좀 더 상상해보자. 우리의 조상은 수렵과 사냥을 하며 맹수의 공격과 추위에 맞서며 생존해야 했고 상처가 나면 감염의 위험에도 시달려야 했다. 긴장과 공포를 항시 느끼며 살아가는 상황이었다면, 우리 선조들의 몸에서는 어떤 일이 벌어졌을까? 신체적 조건이 그때나 지금이나 변함이 없으니 우리가 불안에 시달리며 달달거릴 때와 똑같은 일이 벌어졌을 것이다. 위기에 빠르게 대처하기 위해 혈당을 높이고 면역세포에게 에너지를 몰아주는 상황, 즉 인슐린 저항성이 높아지는 상태가 됐을 것이다. 인슐린 저항성이 커지면 세포 안으로 에너지원이 들어가기 어려워진다. 세포는 에너지가 부족해지고 바깥에는 혈당이 높아져 혈액이 끈적해진다. 몸은 높은 혈당을 처리하려고 췌장을 짜내어 인슐린을 더 많이 내게 되고 혈중에 인슐린이 높아지면서 남는 혈당은 손쉽게 지방으로 저장이 되는 것이다.

그러나 구석기 시대의 인류와 현대인 사이에는 커다란 차이가 있다. 구석기 시대의 인류는 충분히 먹지 못했다는 점이다. 위기상황이 반복되어도 충분히 먹지 못했기에 위기가 지난 상황에서도 저장을 할 만한 혈당이 충분하지 않았다. 그러나 현대인은 어떨까? 위기를 느껴서 스트레스는 받는데 정작 높여놓은 혈당을 쓰지는 않는다. 마음은 불안이라는 맹수에 쫓기고 있지만 몸은 있는 힘껏 뛰지 않는다. 그저 무기력하게 스트레스를 받으며 당독소가 가득한 음식을 먹고 또 먹을 뿐이다. 그 결과 돌아오는 것은 비만이다.

뚱뚱하게 살고 싶은 사람이 세상에 얼마나 존재할까? 비만은 단순히 미용적인 측면만이 아니라 삶의 질을 전반적으로 떨어뜨린다. 면역을 저하시키고 피부와 결합조직을 빨리 늙게 하고 만성피로를 일으키고 고혈압, 당뇨, 지방간과 같은 대사증후군의 원인과 결과가 된다. 게다가 비만하면 코로나19 감염에도 취약하다. 비만은 질병으로 고통받지 않기 위해 극복해야 할 현대인들의 숙적 같은 존재다.

다이어트의 기본은 덜 먹고 더 움직이는 것이다. 즉 에너지가 투입되는 것보다 쓰는 것이 더 많아야 한다는 이야기다. 건강한 다이어트를 위해 지켜야 하는 두 가지 대원칙이 존재한다. 첫 번째, 혈당을 낮게 유지하는 음식, 혈당을 서서히 올리는 탄수화물을 먹어야 한다. 혈당피크를 일으켜 단시간에 인슐린을 많이 나오게 하는 음식을 먹게 되면 다이어트에 무조건 실패한다. 인슐린 분비를 자극하는 음식은 대표적으로 빵, 떡, 국수, 라면과 같은 밀가루 음식들과 과당이 많은 음료나 단맛이 많이 나는 과일 등이다.

혈당을 단시간에 빠르게 올리는 음식을 많이 먹게 되면 우리 몸은 남아도는 혈당을 에너지원으로 모두 쓰지 못하고 몸에 저장한다. 혈당을 에너지로 만들어야 할 간이나 근육 세포는 남는 당을 쌓아둘 데가 마땅치 않아 주변의 혈관이나 조직에 저장한다. 이것이 곧 지방간-내장지방-뱃살이 되는 지름길이다.

두 번째, 당독소가 많은 음식은 무조건 피해야 한다. 당독소가 많은 음식은 마약이나 진통제와 비슷하게 긴장을 이완시키고 탐닉을 유발하기도 하는 신호를 준다. 우리는 이 느낌을 '스트레스가 풀린다'고 인식하게 되고 스트레스를 받으면 더 먹고 싶게 만든다. 뇌는 이 신호에 중독이 돼 자꾸 당독소가 많은 음식을 먹게 만든다. 앞으로 직진만 외치는 병사처럼 이런 명령만 내리는 것이다.

"바삭하고 노릇하게 구워진 음식을 자꾸 먹어!"

대표적으로 치킨, 삼겹살, 도넛과 같이 고온에서 굽거나 튀겨져 수분기가 말려진 음식들이 당독소가 많다. 이런 음식들은 높은 열량도 문제이지만 몸속에 쌓이는 당독소가 비만을 유발한다. 당독소는 매우 끈적거리는 물질이라 혈관 내피, 콜라겐 조직 등에 붙어서 피부와 점막을 건조하고 푸석푸석하게 만들 뿐만 아니라 몸에 염증도 많이 만들어 뭘 해도 피곤하고 피로회복제로도 풀리지 않는 만성염증 상태로 만드는 직간접적인 원인이 된다. 따라서 당독소를 줄이는 식단과 함께 몸속에 쌓인 당독소도 같이 제거해야 요요현상에 시달리지 않는다. 다이어트의 궁극적인 목적은 단순히 살을 빼는 데 있지 않다. 살이 찌지 않는 몸으로 만드는 것이다.

살이 자연스럽게 빠지는 방법은 있다

저탄고지를 하면서 체중을 감량하는 것이 한때 유행이었다. 지금도 여전히 많은 사람이 이 방식에 따라 다이어트를 하고 있는 듯하다. 저탄고지 과정에서 케톤체가 많이 만들어지는 것이 좋다는 인식이 퍼졌다. 그런데 사실 케톤체가 많이 생긴다는 것은 대사 효율이 떨어졌다는 뜻이다. 다시 콜레스테롤과 당독소가 많아질 수 있다는 가능성이 커진 것이다. 근육량이 따라주지 않는 사람들에게는 오히려 다이어트도 방해되고 노화와 염증이 가속화되는 결과가 나올 수도 있다. 케톤체가 많이 생기면 케토플루라고 하는 감기 몸살 기운이 나서 몸이 춥고 떨리고 피곤하고 심하면 어지러움, 멀미, 피부발진까지 생기는 현상을 겪기도 한다. 그래서 누군가 저탄고지를 한다면 오히려 적극적으로 말린다.

저탄고지보다 안전하고 효과적인 다이어트 방법이 있다. 당독소를 해독하면 살은 자연스럽게 빠진다. 당독소를 없애려면 식습관이 변해야 한다. 가장 먼저 요리 방법을 바꾸어야 한다. 프라이팬에 튀긴 달걀프라이보다 삶은 달걀 쪽이, 구운 스테이크보다 샤브샤브 쪽이 훨씬 낫다. 되도록 수분이 많은 환경에서 쪄먹는 습관을 들여야 한다. 식자재 자체에도 미량의 당독소가 존재하기 때문에 100퍼센트 제거하는 것은 불가능하다. 양의 차이지 당독소는 어쩔 수 없이 섭취할 수밖에 없다. 그러나 우리 몸은 일정량의 당독소를 해독하는 기능을 갖추고 있기에 지나치게 많이 먹지만 않으면 자연적으로 해독이 가능하다. 두 번째로 생리활성물질이 많은 채소나 과일을 섭취하는 것이다. 하지만 과일은 기본적으로 당분이 높아 좋은 면과 나쁜 면을 동시에 가지고 있어 좋은 소재로 추천하기는 부적절하다. 되도록 생채소를 많이 먹고, 익혀서 먹는다면 살짝 데치거나 삶는 방법을 쓰도록 하자.

우리 몸은 염증 상태에서는 절대로 에너지를 쓰려고 하지 않는다. 만일을 대비해 면역세포들에 전달해 줄 에너지를 저장해두려고 하는 것이 DNA의 본능적(?)인 생리이기 때문이다. 염증이 많은 몸은 에너지를 잘 쓰지 않고 비축해 두려고 하기 때문에 자연스럽게 지방이 쌓이고 단것도 더 많이 당기게 된다. 따라서 다이어트를 하려면 염증도 같이 해결해 주어야 진짜 제대로 된 다이어트가 된다.

추가로 한 가지 더 언급하자면, 과도한 정신적 스트레스의 상황에서 음식으로 위로받으려고 하면 절대 안 된다. 스트레스를 받으면 코르티솔이라고 하는 스트레스에 대항하는 호르몬이 나오는데, 이 호르몬이 나올 때 혈당이 빠르게 오르는 빵, 떡, 국수, 라면 등 정제 탄수화물이나 과당이 가득 포함된 간식을 먹으면 모두 저장돼 살이 된다. 심리적 허기를 먹는 것으로 달래고 싶다면 이 말을 명심하자!

"음식으로 위로받는 순간 병은 시작된다!"

4
몸과 마음의 스트레스를 멀리하자

'당 떨어지는 느낌'을 견뎌야 한다

'대한민국에서 살아남기'라는 말이 있을 정도로 대한민국은 무한 경쟁의 사회가 되었다. 어릴 때부터 조기교육, 사교육에 치이면서 남보다 더 잘해야 살아남는 사회에서 살고 있는 것이다. 가끔 관광 인프라가 풍부한 유럽을 여행하면서 느긋한 성품의 유럽인들을 보며 부러움을 느끼곤 했다. 무한경쟁 시대에 남보다 잘해야 겨우 살아남는 우리에 비해 저들은 풍부한 자원과 인프라로 앉아서 돈 벌수 있는 현실을 살고 있는 것 같아서였다.

오늘도 우리는 빡센 하루를 견딘다. '빠르게 채워지는 당'과 '농도 짙은 카페인의 힘'을 빌려서라도 하루치 에너지를 짜내야 한다. 아침 출근길에 이미 지친 몸은 일하는 동안 점점 더 지치고 퇴근 후 귀가하면 '피곤함과 지침의 절정'에 이른다. 어깨와 목에 통증을 느끼고 입안과 눈은 건조해서 따갑지만 억지로 잠을 청한다. 돌아누울 때마다 출렁이는 뱃살을 느끼며 이렇게 생각한다.

코르티솔

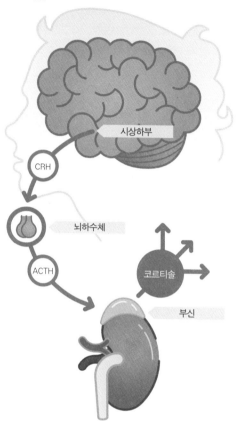

코르티솔은 '도망치기 유리하게 만드는 호르몬'으로 유명하다. 시상하부와 뇌하수체로부터 부신피질로 연결된 축을 통해 코르티솔이 분비되면 우리 몸은 에너지를 바로 사용할 수 있는 상태가 된다. 고통과 염증도 예방한다.

"이게 다 스트레스 받아서 생긴 거야!"

스트레스를 받으면 코르티솔이라는 부신피질호르몬이 나온다. 이 호르몬은 우리 몸이 위기 상황이라고 판단하고 그에 맞는 상황을 연출해주려고 한다. 예를 들면 숲길을 산책하다가 배고픈 곰을 만났을 때를 생각해보자. 뇌는 일단 어느 길로 도망쳐야 좀 더 살 확률이 높은지에 엄청난 에너지를 순간적으로 쓰는 동시에 온몸의 근육은 살기 위해 뛸 준비를 하며 혈당을 많이 모은다. 한 마디로 도망칠 준비를 하는 것이다. 언제라도 어느 조직이더라도 빠르게 혈당을 공급해야 하기 때문에 생존을 위해 혈액 내의 혈당은 높은 상태를 유지한다.

"뛸 준비 됐지? 레디 고!"

그러나 위기 상황에 처하더라도 도망치지는 않는다는 데 함정이 있다. 혈당은 잔뜩 준비해놓았는데 막상 쓰지는 않는 상태가 되는 것이다. 여기에서 문제는 시작된다. 오갈 데 없는 혈당은 쉽게 처리된다. 중성지방의 형태로 상대적으로 혈관이 많이 몰려 있는 몸의 중심에 차곡차곡 쌓인다. 알토란보다 더 실한 뱃살이 되는 것이다.

스트레스 → 코르티솔 분비 증가 → 혈당 상승 → 인슐린 농도 상승 → 지방의 양 증가 → 염증 증가

살이 쉽게 빠지지 않는 체질이 된다

같은 열량, 비슷한 종류의 음식을 먹는 사람이라도 스트레스 상태에 따라 더 살이 찔 수 있다. 진상 고객을 상대하느라 멘탈이 털린 상태에서 먹는 아이스 바닐라라테와 케이크 한 조각은 행복한 상태로 먹을 때보다 먹는 족족 뱃살로 저장될 확률이 높다.

"조금만 먹고 운동도 꾸준히 하는데 살이 잘 쪄요."

아무리 운동해도 몸무게는 변함이 없고 복부둘레가 줄지 않는

가? 살이 빠지지 않는 원인을 단지 운동량과 총 섭취한 열량만으로 연결 지을 수는 없다. 먹은 양과 운동량만 단순하게 계산하기보다 당독소 누적, 만성염증, 만성 스트레스 등의 상태도 살펴보며 좀 더 근본적인 원인을 찾아야 한다. 우리 몸은 생각보다 복잡하게 얽혀 있기 때문이다.

"덜 먹고 많이 움직인다."

이 쉬운 말이 가장 지키기 어렵다. 늘어나기만 할 뿐 줄어들지 않는 체중계 숫자에 오늘도 고통받을 뿐이다. 언제부터 나는 물만 먹어도 살이 찌는 몸을 갖게 되었을까? 그동안 먹어온 음식들을 떠올려보자. 수분 없이 단시간 고온의 열을 가해 튀기고 볶고 굽는 조리법으로 식욕을 돋우는 노릇노릇한 색감과 감미로운 향이 입혀진 음식을 매일 먹었을 것이다. 해로운 당독소를 생성하는 이런 음식들을 계속 섭취하다 보면 몸에 당독소가 차곡차곡 쌓여 건강에도 좋지 않지만 살이 잘 빠지지 않는 체질로 변하게 된다.

먼저 식욕 조절 호르몬인 렙틴과 그렐린 호르몬의 균형을 깨뜨린다. 배고프지 않아도 뇌에 먹고 싶다는 욕구를 일으키고 먹어도 포만감을 잘 느끼지 못해 과식과 폭식을 일삼게 된다. 배가 터질 듯 부르다고 이야기하면서도 숟가락과 젓가락을 가장 늦게 내려놓았던 이유, 식욕은 왕성해지고 식탐을 조절할 수 없게 된 이유가 모두 당독소 때문이다. 과식과 폭식을 하면 혈액 속에서 처리하지 못한 혈중 포도당이 넘쳐나게 된다. 한마디로 말하면 과부하 상태에 걸리는 것이다. 이때 포도당을 세포로 빠르게 이동시켜 에너지원으로 쓸 수 있게 돕는 인슐린의 분비 역시 평소보다 과다해진다.

그런데 인슐린이 필요 이상으로 분비되고 있음에도 단 음식이나 정제 탄수화물 위주의 식사를 계속하거나 음식으로 위로를 받기 위해 무언가를 계속 먹는다면 어떻게 될까? 인슐린이 자기 할 일을 잊고 무감각해지는 '인슐린 저항성'이 생긴다. 항생제를 자주 사용하면 내성이 생기는 것과 같은 이치다. 인슐린 저항성 때문에 에너지원으로 전환되지 못한 당은 중성지방이라는 형태로 뱃살과 내장 사이사이에 껴 살이 된다. 이런 경우라면 다이어트 의지가 충분해도, 운동을 열심히 해도, 식사량을 줄여도, 살을 빼기 힘든 상황에 부닥친다. 다이어트를 해도 스트레스를 받아 예민하고 우울해진다.

스트레스를 식단으로 풀어야 한다

스트레스는 만병의 근원이라는 말이 있을 정도로 현대인을 괴롭히는 고질병이 되었다. 스트레스가 높은 환경에 자주 노출될수록 긴장도가 올라간다. 이렇게 긴장된 상태에서는 칼로리가 높은 음식이 당긴다. 혈당을 빠르게 올리는 빵, 떡, 국수, 라면과 같은 음식이다. 스트레스를 받는 상태가 오래 지속되면 우리 몸은 장기 전쟁을 치르는 병사의 몸과 같은 상태로 변한다. 언제든 찾아올 수 있는 위기 상황(스트레스 상태)에 대비해 적게 쓰고 많이 저장해놓는 것이다. 당연히 지방이 늘어난다. 그리고 이 늘어난 지방의 양은 엄청나게 많은 염증신호를 보낸다. 지방에서 내는 염증성 신호전달 물질을 따로 부르는 말이 있을 정도다.

코로나바이러스에 걸렸는데 갑자기 상태가 좋아지지 않아 패혈증으로 입원하고 잘못하여 생명까지 잃게 되었다는 기사를 본 적 있는가? 지난 몇 년 동안 '싸이토카인 폭풍'이라는 말을 뉴스에서

호화된 전분의 노화 변화

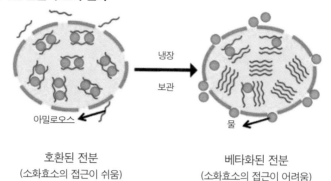

냉장
보관

아밀로오스

물

호환된 전분
(소화효소의 접근이 쉬움)

베타화된 전분
(소화효소의 접근이 어려움)

탄수화물은 포도당이 나선형으로 이어진 전분이다. 전분 중 소화가 힘든 전분이 저항성 전분이다. 저항성 전분은 소화가 안 되기 때문에 혈당을 높이지 않고 지방으로 바뀌지도 않고 대장까지 가서 미생물의 밥이 된다. 밥, 빵, 떡을 냉장고에 6시간 보관하면 저항성 전분이 3배 정도 많아진다.

유난히 자주 들었다. 염증성 싸이토카인이 과다하게 분비되어 면역세포가 제어가 안 될 만큼 흥분하면 몸이 생존을 위한 대사까지 위협받는 상태가 된다. 이때 면역계에 악영향을 미치는 것이 높은 혈당 상태, 체지방의 양, 그리고 이 두 가지가 많은 상황에서 더 잘 만들어지는 당독소다.

과하게 지방이 많은 상태, 단지 뱃살이 있는 것만으로도 우리 몸은 위기 상황이라고 판단한다. 전쟁에 돌입하기 위해 잠자는 군인들(면역세포)을 불러 모은다. 그들에게 군량미를 지급하기 위해 또 에너지원을 모은다. 이런 상태에서도 혈당은 높아지는 것이다. 그리고 이 높은 혈당을 지속하는 상황에서 당독소 또한 그 양이 늘어난다. 지방과 당독소가 내는 염증신호들로 우리의 면역체계까지 위협을 받는다. 그래서 자꾸 아프다. 작은 상처도 잘 낫지 않고 해외직구까지 해가며 구입한 영양제를 먹어도 피로가 풀리기는커녕 병

아리 눈곱만큼의 호전도 느끼지 못한다.

　스트레스를 자주 받거나 약국에 유독 진통제를 자주 사러 간다면 스스로에게 물어볼 필요가 있다. 밀가루와 커피를 자주 섭취하진 않는지, 밤늦게까지 과도하게 일하지는 않는지, 해야 할 말도 하지 못하면서 살고 있지는 않은지 말이다. 면역이 과도하게 유도된 상태에서는 에너지원을 축적해 놓으려는 사태가 벌어진다. 생존을 위해 식량창고를 채우는 것이다. 이것이 의미하는 바는 간단하다. 다래끼나 뾰루지 같은 크고 작은 염증부터 자주 감기에 걸리거나 몸살이 생기고 방광염이나 대상포진에 잘 걸리는 취약한 몸이 되는 것이다. 이런 상황이라면 엉뚱한 데서 스트레스를 풀 궁리를 할 게 아니라 식단부터 바꾸는 게 좋다. 한 끼만이라도 채소 한 접시와 혈당을 빠르게 올리지 않는 저항성 전분을 먹도록 하자. 당독소를 멀리할수록 스트레스에 약한 몸과 정신도 멀어진다.

5
단식모방식이로 세포를 되살리자

잘 먹는다는 개념부터 바꾸자

노화를 막는 식이요법, 당독소를 해독하는 식이요법, 상처가 빨리 회복되도록 대사율을 조절하는 식이요법이 있을까? 그 모든 것을 가능하게 하는 기적의 식이요법이 바로 'FMD 5일 프로젝트'다. 단식모방식이**FMD, Fast Mimicking Diet**는 내 몸에 최소한의 영양분만을 공급하는 방식으로 근본적인 목적은 대사를 리셋하는 것이다. 에너지 대사가 정상으로 돌아와야 병든 세포가 살아나고, 세포로 이루어진 신체기관이 회복하고 몸 전체가 긍정적인 방향으로 변화한다. 단식모방식이는 우리 몸에 활력을 불어넣어 주고 노화의 속도를 줄여 장수까지도 기대할 수 있는 식이요법이다.

잔잔한 저수지에 돌을 던지면 물이 출렁이면서 파동이 일어난다. 혈당도 이와 비슷하다. 우리는 낮은 혈당을 유지해야 한다. 그런데 정제 탄수화물이나 과당과 같이 혈당 피크를 일으키는 돌덩이들이 들어오면 혈당은 갑자기 솟아오르게 된다. 혈당 피크가 시작되는 시점으로부터 당독소와 잉여에너지, 염증 등의 신호가 몸 전체로 퍼져 나간다. 만약 돌덩이의 크기, 즉 혈당 피크를 유발하는 물질들의 양을 최소한으로 적게 만든다면 다시 평온한 저수지를 만날 수 있을 것이다.

혈당 피크를 낮추려면 우선 '잘 먹는다'는 개념부터 바꾸어야 한다. 일반적으로 잘 먹는다고 하면 무엇이든 가리지 않고 맛있게 많이 먹는 것이다. 그러면 몸이 튼튼하고 건강해질 것이라고 생각한다. 하지만 이것은 과거에 먹을 것이 부족하던 시절의 이야기다. 수렵채집을 하던 구석기 시대부터 20세기 중반까지만 해도 배부른 시절은 없었다. 지금은 사시사철 흔히 까먹는 귤도 조선시대에는 워낙 귀해 왕에게만 올렸을 정도다. 먹을 게 없었던 1970년대에는 "배부르게 잘 먹었다"고 하면 아마 다들 눈을 동그랗게 뜨고 부러워했을 것이다.

하지만 지금은 아니다. 온갖 먹을거리가 넘쳐나서 어떻게 하면 더 맛있게 먹을지를 고민한다. 오히려 영양과 에너지가 남아돌아서 문제다. 이제는 잉여분을 빨리 없애고 줄이는 쪽으로 식생활과 식이 패턴을 전부 바꾸어야 한다. 잘 먹는다는 것은 플러스(+)의 개념이 아니다. 건강하고 활력 있게 장수하는 목표를 가진 마이너스(-)의 개념이다.

그럼 아플 땐 어떨까? 사람들은 아프면 잘 먹어야 한다고 말한다. 여기에서도 잘 먹는다는 개념은 바뀌어야 한다. "고기 먹고 힘내자."라는 말은 그냥 고기가 먹고 싶은 사람의 핑계일 뿐이다. 여기에 코로나바이러스 이야기를 빼놓을 수 없을 듯하다. 코로나19에 걸려 격리돼 있을 때 치킨, 햄버거 등 배달음식에 의존하는 경우가 많았을 것이다. 그렇게 먹고 난 후 몸이 편해졌는가? 오히려 속이 더부룩하고 피부 트러블이 많이 생기고 얼굴이 푸석푸석해졌다는 말을 많이 들었다. 아플수록 잘 먹어야 하는 것은 맞지만 '절대적인 양'을 잘 먹는 게 아니라 '지혜롭게' 잘 먹어야 한다. 컨디션이 안 좋을수록 혈당을 높이지 않는 것이 중요하다.

코로나바이러스 회복을 위한 성공적인 식단의 비밀은 '굶는' 데 있다. '코로나 시점에는 12시간의 공복만으로도 감염 세포들이 죽고 치유할 시간을 확보할 수 있다'는 코로나 연구진들의 논문은 이 주장을 탄탄하게 뒷받침해준다. 결국 혈당을 낮게 유지하면서 줄기세포가 활성화되는 식단을 해야 한다는 것이다. 빵, 떡, 국수, 라면 등의 밀가루 음식과 정제 탄수화물과 과당 등을 먹지 않는 것이 가장 중요하다. 충분한 물을 마시고 일찍 잠에 들면서 12시간 이상 공복을 유지하면 회복에 많은 도움이 될 것이다.

단식모방식이의 개념은 동물들도 본능적으로 알고 있다. 반려동물을 키우는 사람들은 아마 이 말의 의미를 잘 알 것이다. 예를 들어 개는 아프면 며칠 동안 자기 집에 들어가서 나오지 않는다. 밥도, 좋아하는 간식도 먹지 않고 있다가 어느 정도 회복되면 평소 모습으로 돌아온다. 몸 상태가 좋지 않은 동물들은 대부분 밥도 먹지 않고 숨어 있다. 아플 땐 위장관의 활동을 최소화하고 먹을거리로 인한 혈당 피크를 줄여야 한다는 것을 이미 알고 있는 것이다.

몸을 살리는 데 5일이면 충분하다

단식모방식이 프로젝트는 5일 동안 몸이 저장된 에너지원을 사용하고 못쓰게 된 조직의 대사 시스템을 수리하고 분해한 후 다시 만들어내는 시스템이다. 5일이라는 시간이 주는 의미는 정말 중요하고 몸이 바뀌는 데 필요한 최소의 시간이다. 단식모방식이의 핵심은 저항성 전분인 베타현미다. 베타현미는 서서히 혈당을 오르게 하기 때문에 혈당 조절 호르몬을 힘들지 않게 하고 염증 신호나 지방으로 저장되는 신호를 덜 주는 영양소다. 인슐린이 많이 나오면 그만큼 살이 찌기 쉬운 환경이 된다. 현대인들이 무서워하는 질환 '당뇨병' 또한 이렇게 인슐린이 세포로 들어가는 당 통로문을 열어주지 않아 혈중에 맞지 않는 인슐린 열쇠가 많이 존재하는 '고인슐린혈증'에서 시작된다.

인슐린은 혈당을 세포로 넣어주는 문의 열쇠 역할을 한다. 실속 없는 인슐린의 양이 많아지면 인슐린 신호가 무뎌져서 세포로 들어가는 문이 잘 열리지 않게 되고 이것이 인슐린 저항성의 시작이 될 수 있다. 적은 양의 인슐린만으로도 세포의 문을 잘 열 수 있게 만들어주는 것, 이것이 건강의 유지비결이 된다. 단식모방식이 프로젝트는 열쇠가 잘 구멍에 맞도록, 한번 열쇠를 돌려 제대로 문을 여는 일에 해당한다. 이것이 바로 에너지 화폐생산 시스템의 중요한 관문이기 때문이다.

혈당지수Glycemic Index에 대한 이야기를 들어본 적 있을 것이다. 내가 먹은 영양소가 얼마나 빠르게 혈당을 올리느냐, 그래서 인슐린을 얼마만큼 분비하게 하느냐를 수치로 나타낸 일종의 지표다. 혈당지수를 기준으로 60 이하의 음식들이 혈당을 빠르게 올리지 않고 서서히 소화되며 장내 유익균의 먹이가 되는 영양소가 많다. 현미는 혈당지수가 높지 않지만 베타화된 현미는 더 낮다(40~45).

서서히 유리되는 탄수화물은 포만감도 주지만 대장 말단에 사는 장내 유익균에도 먹을거리를 주게 되어 전반적인 장내 환경이 개선된다. 그리고 장에 사는 유익균이 공생의 대가로 내어주는 항암물질로 알려진 부티레이트butyrate 같은 단쇄지방산의 양도 많아진다.

단식모방식이는 보식까지 하루에 섭취하는 열량을 약 800~900킬로칼로리로 제한하는 칼로리 제한식을 기본으로 하고 있다.

"800킬로칼로리 정도 되는 치즈케이크 하나 먹고 굶으면 안 되나요?"

너무나 먹고 싶은 마음도 이해는 한다. 하지만 혈당을 빠르게 올리는 음식은 다음에 들어오는 음식의 칼로리를 몽땅 저장하려고 준비할 뿐만 아니라 몸에 크고 작은 염증 신호를 늘리고 당독소를 과다하게 생기게 할 수 있다는 점을 꼭 유의해야 한다. 가끔 뻥튀기 다이어트, 과일 다이어트를 하겠다고 하는 사람들이 있다. 같은 이유로 성공하기 어렵다.

5일이면 새로운 세포가 만들어진다

"월요일부터 잘 참아서 드디어 5일이 지났어요. 아이들에게 밥을 먹이거나 음식 냄새를 맡을 땐 죽을 것 같더라고요. 배가 고픈 건 아니었는데 맛있는 것들이 먹고 싶어서 힘들었어요. 결과부터 말씀드리자면 몸 전체적으로 너무 좋아졌어요. 제가 당독소를 해독해야겠다고 마음먹은 이유 중 하나가 심각한 당중독 때문이었거든요. 젤리, 초콜릿, 사탕 등을 입에 달고 살았죠. 매일 무조건 군것질을 해댔어요. 서랍에 항상 과자를 넣어뒀고요. 대가는 톡톡히 치렀

습니다. 피부가 푸석해지고 없던 뱃살이 생기고 잇몸이 안 좋아지더라고요. 가끔 다이어트를 했는데 매번 포기하고 말았어요. 하지만 이번엔 몸 상태가 너무 좋지 않아서 5일만 참아보자 생각했습니다. 단 5일인데도 가장 먼저 피부가 맑아지는 걸 느꼈습니다. 남편이 얼굴도 작아지고 예뻐졌대요. 생리통도 확연히 줄었어요. 하지만 너무너무 신기한 건 4일째 되던 날 간식을 보고도 먹고 싶다는 식탐이 사라진 일이었습니다! 이건 제게 그냥 기적 그 자체에요. 이 모든 것을 해낸 제가 마냥 기특합니다."

약국에 찾아온 후 단식모방식이를 하면서 극적인 변화를 겪은 혜수 님(가명)의 소감이다. 도대체 5일 동안 우리 몸에서 어떤 일이 생기는 걸까? 하루에 약 800~900킬로칼로리 정도만 먹는 칼로리 제한식을 하게 되면 뇌는 '어라, 계속 굶고 있네?'라고 판단해서 나름대로 액션을 한다. 1~2일 차에는 몸에 저장된 당과 지방을 분해한다. 간에 저장된 혈당창고를 털어서 쓰고 지방을 가져다가 에너지원으로 쓰기 시작한다. 그리고 이 에너지원도 여의치 않다고 판단되는 순간 염증투성이 낡은 조직을 분해해서 에너지원으로 쓴다. 오래되어 낡아빠지고 닳아서 제 기능을 하지 못하는 조직을 분해해서 쓴다. 이때 어지간해서 버려지지 않는 제대로 일은 못하면서 낡기만 한 컨베이어시스템의 생산라인을 갈아엎게 되는 일이 일어난다.

이것을 오토파지(자가포식작용)라고 하는데 약 2~3일 차부터 4일 차까지 일어나는 단식모방식이의 핵심이 되는 단계다. 이렇게 잘 굴러가지 않는 조직을 분해해 에너지원으로 이렇게 저렇게 쓰고 나면 뇌는 다시 이렇게 생각한다.

"아, 어제 분해해서 쓴 거 내가 살아나가는 데 꼭 필요한 건데 없애버렸네? DNA한테 연락해서 다시 만들어달라고 해야겠다."

4일 차부터 필요한 조직들이 다시 재생되기 시작하는 것이다. 5일 차에 조직이 완성되고 6일 차부터는 조직을 다시 굴려서 대사 시스템을 돌리기 시작한다. 5일 동안 잘 마친 사람들에게 후기를 들어보면 압도적으로 많이 듣는 이야기가 한 가지 있다.

"피부가 좋아졌어요!"

몸속의 세포들이 바뀌면 피부도 매끄럽게 변한다. 또 한 가지 공통점은 탄수화물 탐닉도 조절된다는 것이다. 생리통도 줄어들고 살도 빠진다. 우리 몸은 식단을 유지하는 5일간 요리조리 찾아서 쓸모없고 방해가 되는 건 빠르게 에너지원으로 분해해서 사용하고 그후 없어진 조직들을 대체할 새로운 조직들이 필요하다고 느끼게 된다. 이때 줄기세포가 재생되며 새로운 세포들이 만들어진다. 헌집을 없애고 새집을 만드는 세포재생의 단계가 일어나는 것이다.

비움과 재생의 시간을 갖자

하루 영양권장량을 살펴보면 성인여성은 2,000킬로칼로리, 성인남성은 2,400킬로칼로리다. 오랫동안 이 기준에 익숙해졌기 때문에 한 끼 식사량도 이것을 토대로 준비하고 섭취하는 사람이 많을 것이다. 그러나 이 지표는 모든 연령층의 모든 남녀에게 공통으로 적용되는 것이 아니라는 점을 반드시 알아야 한다. 남자라서 먹는 것이 아니라 몸이 그만큼을 필요로 할 때 2,400킬로칼로리를 먹는 것이다. 대체로 젊고 건강한 사람이라면 2,100~2,400킬로칼로리를 섭취해도 무리가 없다. 하지만 몸이 약한 사람, 기저질환이 있는 사람, 50대 이상인 사람은 하루 필요 열량을 줄여야 한다. 먹는 양만 줄이는 데 그치는 것이 아니라 탄수화물, 단백질, 지방의 비율을 4 : 3 : 3으로 조절하는 것이 중요하다. 이 비율은 건강한 젊은이라도 지키는 것이 좋다.

흔히 '다이어트'라고 하면 비만에서 탈출하기 위해 살을 빼는 것으로 생각한다. 마른 사람은 살을 뺄 필요가 없기 때문에 단식모방식이 프로젝트를 할 필요가 없다고 느낄지도 모른다. 그러나 이것은 잘못된 생각이다. 말랐다고 잉여에너지가 무해하지는 않기 때문이다. 잉여에너지는 어디서든 독으로 작용한다. 먹은 만큼 살이 찌지 않을 수는 있지만 혈당 피크를 유발하는 음식은 당독소가 되고 몸을 공격하는 활성산소를 많이 만들어낸다. 이것은 체내에 염증을 만들어내는 지름길이 될 것이다.

단식모방식이의 기간을 5일로 권하는 이유는 단순히 살을 빼는 목적만으로 생각하는 것이 아니기 때문이다. 우리 몸을 리셋하고 재정비하는 데는 최소 5일이라는 시간이 필요하다. 말랐더라도 쉽게 지치고 염증이 잘 생기는 사람, 체력이 받쳐주지 않는 사람, 마른 비만, 마른 지방간인 사람에게 반드시 필요하다.

우리나라 사람들의 탄수화물 섭취 비율은 식단의 70퍼센트 이상을 차지한다. 탄단지 4 : 3 : 3의 밸런스가 완전히 깨져서 불균형 상태가 심각하다. 거기에 후식으로 과일까지 먹으면 어떻게 될까? 몸에서 당이 폭발한다. 이렇게 폭발한 당은 에너지로 쓰이지 않는다. 당독소가 되거나, 지방을 만들거나, 염증을 일으킬 뿐이다. 물만 먹어도 살이 찌고 상처가 잘 낫지 않으며 1년이 10년처럼 가속노화에 접어든 사람은 전반적으로 세포의 에너지 대사율이 크게 떨어져 있다. 자주 피곤을 느끼고 아침에 일어나기 힘들다. 아침에 붓기가 심한데 오후에는 그나마 덜하다. 먹은 만큼 ATP로 전환이 잘되지 않으니 먹은 대로 살이 되고 붓는다. 극심한 피로는 덤으로 따라온다.

에너지 화폐를 생산하는 컨베이어 벨트 이야기를 기억하는가? 현재 이 컨베이어 벨트가 삐걱삐걱 돌아가다 멈추거나 아주 속도가 느려져서 겨우겨우 돌아가는 상황인 것이다. 컨베이어 벨트가 매끄럽게 제 속도로 돌아가게 돼야 세포가 일하는 데 쓰는 에너지 화폐도 풍부해지고 중간에 남아돌아 지방이 되는 에너지원을 만들지 않는다.

세포 내에는 미토콘드리아라고 하는 에너지 공장이 있다. 우리가 궁극적으로 얻어야 하는 에너지 화폐 ATP를 생산해내는데 사람마다 세포 안에 저마다 각각의 수를 유지하고 있다. 이 공장의 설비가 오래됐고(노화), 공장들이 들어가는 부지(근육세포)가 적고, 컨베이어 벨트가 삐걱거린다면(대사율 저하) 에너지 생산량 역시 줄어든다. 조금만 먹어도 쌓이고 이 쌓인 에너지원 때문에 피로 유발 물질, 염증 물질(활성산소, 당독소) 등이 쌓이게 된다. 이런 총체적 난국을 어떻게 해결할 것인가?

공장에 있는 낡고 일을 잘 못 하는 설비를 없애버리고 새로 들여오는 것이 가장 빠른 방법이다. 그것이 어렵다면 적어도 컨베이어 벨트에 덕지덕지 묻어 있는 기름때를 닦고 새 엔진오일을 넣어주어야(에너지 부스터) 한다. 임시방편이나마 어느 정도 돌아가서 '물만 먹어도 살찌는 체질'에서 그나마 '먹어도 살이 덜 찌는 체질'로, '조금만 움직여도 극심한 피로감을 느끼는 몸'에서 '종일 움직여도 활력이 넘치는 몸'이 되는 것이다.

하루는 코로나바이러스 후유증으로 잔기침을 한 달 넘게 한다며 한 여성이 연락을 해왔다. 혜진 님(가명)은 수진 님의 친구였다. 약국에 온 날 가방 안에 챙겨온 병원 처방전을 꺼내 보여주었다.

"약들을 먹어도 낫지를 않는데 더 좋은 것을 먹어야 하나요?"

혜진 님은 한 달 동안 약을 먹었는데도 낫지 않았다고 했다. 말하는 동안에도 내내 잔기침을 했다.

"혹시 몸보신한다고 열량 높은 음식을 많이 드셨나요? 몸도 잘 붓고 무겁나요?"

"네. 맞아요. 빼는 건 너무 힘든데 찌는 건 순식간이더라고요."

잔기침도 심하고 머리가 맑아지지 않고 기운이 없다. 코로나바이러스와 치열하게 전투를 벌였던 세포와 점막들이 전투 잔해로 너덜너덜해졌는데 폭격 맞은 그대로 방치됐기 때문이다. 약해진 곳에서 염증이 발생하고 염증 반응 때문에 에너지를 뺏기기에 면역세포들이 칼로리가 높은 음식들에 목마른 상태가 된다. 식욕을 조절하기가 어려워져서 달달하고 자극적이고 기름기가 많은 음식을 더 먹고 싶어지는 것이다. 이럴 땐 대사 시스템을 한 번 정비하고 가야 한다. 인슐린 저항성이 생기면 쓸 수 있는 에너지가 떨어져서 점점 지치고 힘이 드는데도 살은 계속 찌는 악순환이 반복되기 때문이다.

롱 코비드나 중증 코비드까지 이어진 환자 중에는 고혈압이나 당뇨 같은 기저질환을 앓고 있는 경우가 많다. 평소 잉여에너지가 넘치고 정상적인 대사가 망가진 것이다. 이런 상태가 코로나바이러스 또는 독감에 가장 위험한 상태라고 본다. 이미 알려진 사실이지만 코로나바이러스는 일차적으로 호흡기를 통해 우리 몸에 침투한 후 세포막의 ACE2 수용체에 붙어 세포 안으로 들어간다. 그때부터 본격적으로 체내에 증식하면서 염증을 일으키기 시작하는 것이다.

ACE2 수용체란 혈압조절 관련 신호를 주는 세포막 수용체로 지방세포에 많이 존재한다. 그래서 체내에 과도한 지방세포가 쌓여 있으면 바이러스가 문제를 일으키기 쉽다. 나이가 많은 경우 기본적으로 면역 시스템이 노화가 되어 있다. 근육의 비율은 줄어든 반면 상대적으로 지방의 비율은 높기 때문에 젊은 층에 비해 코로나 감염에 취약하고 중증 이행도도 높은 것이다. 나이에 맞게 대사 능력에 맞게 먹는 양을 조절해야 하는 이유다.

수진 님과 혜진 님 외에도 단식모방식이 프로그램 효과를 느낀 사람은 수없이 많다. 명숙 님(가명)도 그중 한 분이었다. 명숙 님은 오미크론 변이가 마지막으로 유행하던 2022년 6월에 코로나를 앓고 7월 내내 병원 처방약을 먹었다. 그러다 7월 말부터 단식모방식이 프로그램을 철저히 진행했는데 잔기침과 목 불편함은 5일 만에 사라졌다고 한다. 그리고 20일이 지나고 프로그램을 마친 후엔 무려 6킬로그램 감량에 성공했다. 본인도 깜짝 놀란 눈치였다.

"세상에! 제가 살이 잘 안 쪄요! 요새 손주 봐주느라 몸도 피곤하고 애가 남긴 음식들이며, 간식들이며 너무 아까워서 나도 모르게 막 집어먹고 후회했거든요. 그런데 몸무게도 그대로고 살이 더 안 찌네요. 너무 신기해요!"

저장하는 세포에서 잘 쓰는 세포로 변한 덕분이다. 탐식을 일으키는 당독소를 해독했기에 '배고프지 않아도 먹고 싶은 마음'이 생기는 일이 줄어든 것이다. 그러나 만족스러운 마음에 혈당과 지방과 당이 높은 음식을 다시 먹기 시작하면 애써 끌어올려 놓은 효율이 뚝 떨어진다. 적당히 먹고 적당히 움직이면서 때가 되면 한 번씩

비움과 재생의 시간을 갖는 것이 활력을 유지하면서 사는 비결이
될 것이다.

4장

당독소를 줄이는
식단은 무엇인가

1
당독소 해독이 안티에이징이다

내가 먹는 것이 곧 나 자신이다

우리는 잡곡밥보다 흰쌀밥을 선호한다. 잡곡밥은 뚝뚝 끊어질 뿐만 아니라 충분히 씹어 삼키지 않으면 소화도 잘되지 않는다. 하지만 윤기가 흐르는 따끈한 흰쌀밥은 생각만 해도 침이 꼴깍 넘어갈 정도로 매력이 있다. 대충 삼켜도 소화가 잘되니 성격 급한 한국인들에겐 더할 나위 없다. 하지만 전문가들은 왜 입이 닳도록 "잡곡밥을 먹어야 한다"고 강조할까?

껍질을 벗기고 탄수화물만 남긴 백미는 급격한 혈당 피크를 일으키기 때문이다. 정제 탄수화물인 백미를 먹으면 인슐린의 분비가 많아지고 혈당이 올라간 만큼 당독소와 지방이 많이 만들어진다. 이러한 과정이 반복되면 우리 몸에서 악순환을 일으켜 에너지 대사 효율을 떨어뜨린다. 결국 지방이 쌓여 비만으로 가거나 설령 비만하지 않더라도 우리 몸이 망가지고 노화를 촉진시키는 것이다.

당독소가 많은 음식 중에서도 꼭 피하라고 권하는 것들이 있다.

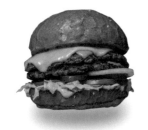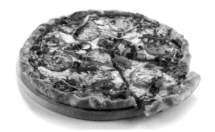

여러 가지가 섞인 음식 중 가장 당독소가 높았던 음식은 햄버거이며 그다음엔 피자다.

첫 번째, 지방이 많은 음식이다. 파마산 치즈, 구운 견과류, 땅콩버터 등은 지방이 많아 당독소가 많은 음식에 속한다. 두 번째, 기름이다. 참기름, 올리브 오일, 카놀라유 등 기름 종류는 당독소가 많은 편이다. 세 번째로는 육류다. 육류 중에서도 베이컨이 가장 위험하다. 베이컨은 아예 금하는 것을 추천하고 다른 고기는 삶거나 쪄서 적당량만 섭취해야 한다. 네 번째, 정제된 탄수화물과 과당이 함유된 식품이다. 탄수화물 식품은 고기보다야 당독소가 낮은 편이지만 체내에 들어가 빠르게 혈당을 높이기 때문에 과잉섭취는 금물이다. 감자튀김이나 감자칩 같은 튀김이나 칩 류의 군것질거리, 제빵류, 제과류, 꿀, 액상과당을 첨가한 음료수 등도 해당한다. 마지막 다섯번째, 탄수화물, 지방, 단백질이 섞인 채 고온에서 조리된 음식도 피해야 한다. 여러 가지가 섞인 음식 중 가장 당독소가 높았던 음식은 햄버거이며 그다음엔 피자다.

위에서 예로 든 것들은 고소하고 바삭한 식감에다 특유의 감칠맛과 향이 입안에 퍼지는, 상상만으로도 행복해지는 음식들이다. 당독소에 중독되어 당독소로 범벅된 음식을 찾는 우리에겐 아주 구미가 당긴다. 하지만 이런 음식을 자주 섭취하면 말랑말랑하고 탱탱

한 피부와 점막이 쭈글쭈글해진다는 것을 기억하자. 내가 먹는 것이 곧 나 자신이다. 건조하고 뻣뻣하며 거무튀튀한 피부라도 상관없다면 입에 당기는 것을 먹어도 상관없다. 먹는 사람이 책임질 문제이니 말이다.

유산균 균주와 퀜칭 아미노산을 개발하다

당독소를 회피하기 위해 식탁에 어떤 음식을 올려야 할지 사유가 필요하다. 내가 먹는 음식이 어디에서 왔고 내 몸과 마음에 어떤 영향을 미치며 수십 년간 먹어온 음식을 하루아침에 딱 끊어야 하는 이유가 무엇인지 진지한 성찰이 필요한 것이다. 그냥 맛있게 먹으면 그만이지 거창하게 무슨 사유냐고 핀잔 섞인 소리를 하는 사람도 있을지 모르겠다. 그러나 건강하고 젊게 살고자 하는 사람 중에 먹을거리를 신경 쓰지 않는 사람은 없을 것이다. 빠르게 조리되는 편리한 식단은 가속노화를 앞당길 뿐이라는 사실을 기억하자.

당독소가 없는 음식물과 함께 우리가 챙겨 먹어야 하는 중요한 영양 물질이 있다. 당독소라는 인류의 고질병의 원인을 해결하기 위한 오랜 연구 끝에 당독소를 분해하는 유산균 균주와 당독소를 무력화시키는 퀜칭quenching 아미노산이 존재한다는 사실을 발견했다. 당독소 유산균을 개발하게 된 배경은 신생아가 모유를 먹을 수 없어 분유를 먹을 때 면역질환과 아토피와 같은 질환에 걸리는 경우가 많다는 사실을 발견했기 때문이다. 궁극적으로는 당독소 때문이다.

분유를 먹으면서도 당독소의 위험을 없앨 수 있는 방법을 찾다가 갓난아이가 유일하게 먹을 수 있는 것이 유산균이라는 것에 착안하여 수많은 유산균 중에서 당독소를 분해할 수 있는 유산균을 찾아 동물실험과 임상을 통하여 당독소를 효과적으로 분해하여 없앨 수 있음을 확인했다. 체내 당독소 유입이 줄면서 각종 염증지표, 당화혈색소, 콜레스테롤 지표가 유의적으로 감소하는 것 또한 확인했다. 당독소를 없애는 것이 건강을 지키는 데 매우 중요할 수 있다는 것을 깨닫는 순간이었다.

현재는 당뇨병이면서 간염 질환을 앓고 있는 환자에게 당독소 분해 유산균과 아미노산을 투여하는 연구자 임상을 진행하고 있다. 물론 이런 이론들과 실험이 유산균 균주와 퀜칭 아미노산 두 가지만으로 당독소를 해독하기에 충분하다는 뜻은 아니다. 다만 이 두 가지는 필수로 섭취해야 그나마 나아지리라 생각한다. 특히 당뇨합병증이 걱정되고 신장 기능이 좋지 않다면 유산균과 아미노산은 반드시 고려해야 하는 영양소다.

신장은 혈액 속에서 노폐물을 걸러내는 '체' 역할을 하는 아주 중요한 기관이다. 신장에는 여러 겹의 거름망을 담당하는 단백질들이 존재한다. 이 단백질들이 켜켜이 얽혀 구조를 유지하는 사구체도 바로 여기에 있다. 이 사구체가 촘촘하게 잘 유지돼야 신장이 혈액 내 노폐물을 거르고 다시 쓸 것들을 모으고 버릴 것들을 버릴 수 있다. 집에서도 쌓이는 쓰레기를 빨리빨리 치워야 냄새도 안 나고 쾌적한 환경이 유지되는 것처럼 우리 몸도 정화와 여과 기능을 담당하는 신장, 특히 사구체 조직이 잘 발달해야 체내의 청소가 잘 일어난다.

사구체의 기저막 가장 아래쪽에 거름망 역할을 하는 세포들은 당독소에 굉장히 예민하다. 끈적끈적한 당독소가 달라붙어서 경화를 일으키면 모양이 망가지면서 거름망 구멍이 커지기 때문이다. 우리 집 방충망에 껌이 붙었다고 치자. 떼어내려고 했더니 껌과 망이 얽히면서 망에 구멍이 나고 바깥에 있던 모기가 집 안으로 들어오기 시작했다. 사구체도 마찬가지다. 신장 기능이 떨어지는 분들은 여과 기능이 약하기 때문에 독소 배출에 한계가 생긴다. 체의 역할을 하는 거름망 조직이 느슨해지면서 나가지 말아야 할 단백질은 나가 버리고 소변으로 배출되어야 할 독소들이 잘 못 나가게 된다. 신장 질환 환자가 늘 피로하고 체력 유지가 어려운 것이 바로 그 때문이다. 따라서 신장 기능이 약한 분들은 반드시 당독소를 염두에 두고 건강관리를 하길 바란다.

다섯 가지 방법으로 올바른 식습관을 기르자

가속노화를 방지하고 몸의 면역력을 높이기 위해 가장 먼저 쉽게 할 수 있는 일은 무엇일까? 첫손에 꼽는 것은 식단이다. 당독소를 대폭 줄이는 식단은 따로 있다. 인체의 거의 모든 해독과정에 관여하는 항산화 물질 글루타치온, 배추과 채소에 들어 있는 설포라판, 이외에도 케일, 브로콜리, 무 등의 먹을거리가 좋다. 감귤류 껍질에 있는 헤스페리딘도 해당된다. 식습관도 매우 중요하다. 올바른 식습관을 기를 방법을 소개하면 다음과 같다.

첫째, 당 흡수를 저해하는 식이섬유를 꾸준히 섭취해야 한다. 식사하면서 식이섬유를 함께 먹으면 당독소로부터 우리 몸을 지킬 수 있다. 식이섬유는 대장 말단에 사는 유익균의 먹이가 되어 장내 환경을 개선해준다. 식사 순서는 채소나 해조류 등을 가장 먼저 섭취한 후 단백질을 먹는다. 탄수화물은 가장 마지막에 먹는 것이 좋다. 식이섬유가 위장에 먼저 자리잡아 탄수화물의 분해 속도를 늦춰줘서 탄수화물 섭취량을 적게 해주기 때문이다.

둘째, 당독소를 분해하는 유산균을 섭취하는 것이 좋다. 우리가 몸속에 쌓인 당독소를 없애려면 장내에 유해물질이 합성되지 못하도록 면역력을 증강해야 한다. 유산균을 꾸준히 먹으면 장내 독소가 되는 유해균 증식을 막고 착한 균은 번식시켜 장내 환경이 좋아지기 때문에 당독소가 줄어들게 된다. 그뿐만 아니라 변비, 설사, 과민성대장증후군 등 장 질환도 개선된다. 유산균을 고를 때는 유익균의 종류가 많아야 몸속에서 좋은 시너지 효과가 난다. 유산균은 열과 수분에 취약하기 때문에 장까지 살아서 갈 수 있는 균종을 골라야 한다.

셋째, 저항성 전분을 섭취해야 한다. 우리 몸이 혈당이 높거나 지방이 많은 상태라면 같은 음식을 먹더라도 더 많은 당독소가 만들어지기 때문이다. 혈당을 천천히 올리는 '저항성 전분'을 섭취하면 당독소 발생을 막을 수 있다. 저항성 전분은 위장과 소장에서 분해되지 않고 장까지 도달해 유산균의 먹이가 되어서 대장의 환경까지도 개선시켜 준다.

저항성 전분이 많은 음식을 섭취하면 장내 세균이 단쇄지방산이라는 것을 많이 만들어 장내 pH를 낮추어 유산균과 같은 유익균이 증식하는 것을 도와준다. 반대로 유해균의 증식은 억제하는 효과가 있어 장내균총을 개선하는 데 도움이 된다. 저항성 전분이 많은 음식은 생식이다. 생식은 당지수가 39 정도 된다. 즉 전분 100개가 있으면 39개만 소화되어 흡수되고 나머지 61개 전분은 장으로 가서 장내균총의 먹이로 쓰인다는 의미다.

당지수가 39인 생쌀에 열을 가해 밥을 만들면 당지수가 거의 95 이상으로 변하여 소화 흡수가 잘된다. 내가 먹은 탄수화물의 95퍼센트가 흡수되고 5퍼센트만이 장내균총의 먹이로 쓰이는 것이다. 갓 지은 밥을 섭씨 4도의 냉장 상태에서 24시간 이상 보관하면 저항성 전분이 많이 생긴다. 이 경우를 전분의 노화 혹은 베타화라고 한다. 인터넷에 보면 베타현미라고 하는 단어를 볼 수가 있다. 밥을 할 때 유기산을 처리하면 그냥 찬밥을 만드는 것보다 7~8배 정도 베타화가 많이 만들어진다. 저항성 전분의 비율이 높아져 소화가 천천히 되어 혈당조절에 도움이 되는 것이다.

넷째, 정제 탄수화물, 과당, 단당류 섭취량을 줄인다. 정제 탄수화물이라고 함은 인위적으로 가공 과정을 거친 탄수화물을 말한다. 보통 정제 탄수화물이라고 하면 빵, 떡, 국수 정도를 생각하는데 그것들은 물론이거니와 겨를 깎아낸 백미와 보존을 위해 빻은 밀가루까지 포함이다. 과일, 주스, 아이스크림 같이 달달한 음식에 잔뜩 들어 있는 과당과 액상과당도 조심해야 한다. 먹으면 먹을수록 당독소가 빠르게 늘어나기 때문이다. 이런 종류의 당은 과잉 섭취하면 빠르게 지방으로 저장되기도 하고 남는 혈당이 되어 단백질과 반응해서 당독소를 만들어내기 때문에 정제 탄수화물은 최대한 자제해야 한다.

마지막으로 다섯째, 동물성 단백질과 탄수화물은 저온에서 조리한다. 동물성 단백질을 고온에서 장시간 가열하면 당독소가 발생한다. 육류 단백질에는 이미 다량의 당독소가 있는데 고온에서 조리하면 당독소가 폭발적으로 증가하는 것이다. 이것은 탄수화물에서도 마찬가지다. 탄수화물 덩어리인 감자를 지방 덩어리인 기름에서 고온으로 튀겨내면 상상도 할 수 없는 양의 당독소가 생성되는 것이다. 한 연구에 따르면, 기름에 튀기거나 고온에서 구워 먹는 경우 찌거나 삶는 것에 비해 당독소가 최소 100배 이상 만들어진다. 우리는 되도록 수분이 많은 저온 조리법을 활용해야 한다.

당독소는 식욕 조절 호르몬의 균형을 깨뜨린다. 포만감을 느끼지 못해 과식에서 폭식까지 이어지게 만든다. 게다가 당독소가 쌓일수록 만성 염증이 발생하여 살이 안 빠지는 체질로 바뀌기 때문에 주의할 필요가 있다. 하지만 현대인의 생활에서 아무리 조심한들 당독소를 100퍼센트 막을 수는 없을 것이다. 그러나 방법이 전혀 없는 것은 아니다. 몸에 나쁜 건 가능한 한 피하는 것이 맞다. 하지만 그것이 불가능하다면 당독소 분해 유산균과 당독소 해독 아미노산을 복용할 것을 권한다.

2

다이어트 콜라나
설탕 제로 주스는 없다

대체당은 안전한 단맛이 아니다

하루에도 몇 번씩 음료수를 찾진 않는가. 그냥 물을 마셔도 되지만, 왠지 물은 좀 심심하다. 달달하고 향긋한 음료, 목을 톡 쏘는 탄산음료, 마시기만 해도 비타민이 충족될 것 같은 100퍼센트 과일음료가 산더미처럼 쌓여 있다. 그 모든 유혹을 물리치고 무색 무미 무취의 물을 선택하기란 여간 어려운 일이 아니다. 물은 밥 먹을 때나 마시는 것이지 목이 마를 때 행복하게 마시는 음료는 아니지 않은가.

"살이 덜 찌는 다이어트 콜라나 설탕 제로 주스는 괜찮지 않을까?"

제로 칼로리 콜라에 설탕 대신 들어가 있는 아스파탐, 달콤한 맛뿐만 아니라 청량감까지 느껴지는 이 물질의 팩트 체크를 해보면 100밀리리터당 5킬로칼로리의 열량을 가지고 있다. 우리나라 식품성분표시규정에 따라 제로 칼로리라고 표시할 수 있다. 아스파탐의 칼로리는 설탕과 같지만 설탕의 200배나 되는 단맛을 낸다. 적은 양으로도 충분히 단맛을 내는 아스파탐 같은 대체당은 다이어터들에게 인기가 많고 다이어트 식품산업에 없어서는 안 될 중요한 물질이 됐다. 우리나라에 허가된 대체당의 종류는 총 22종 중에서 일상적으로 접하는 것이 아스파탐, 수크랄로스, 스테비아, 알룰로스, 자일리톨 등이다.

콜라와 사이다 같은 탄산음료에는 아스파탐을 많이 쓰지만 다이어트 아이스크림과 제과류에는 알룰로스, 스테비아, 에리스리톨을 많이 쓰고 껌 같은 간식류에는 자일리톨을 주로 쓴다. 이름이 조금 어렵고 생소하긴 하지만 공통점은 한 가지다. 설탕처럼 단맛은 내되 칼로리는 낮아 혈당 상승폭이 적어 '안전한 단맛'으로 인식된다는 점이다.

그런데 이런 대체당이 주는 단맛은 100퍼센트 안전할까? 마음껏 먹어도 살찌지 않는다고 믿어도 되는 것일까? 얼마 전 대체당이 오히려 심장마비, 고혈압, 고지혈증의 위험을 높인다는 연구결과가 발표됐다. 미국 클리블랜드 클리닉 러너연구소가 2023년 2월에 발표한 논문을 살펴보면 제로 칼로리 식품에 사용되는 인공감미료인 에리스리톨이 심장 관련 질환 위험도를 높일 수 있다는 연구결과를 국제학술지에 발표했다. 치명도가 낮은 심장마비와 심경색부터 뇌졸중과 심혈관계질환을 경험한 환자들 4,000여 명을 분석한 결과 에리스리톨의 높은 혈중 수치를 보이는 환자에게서 동맥의 혈전형성이 증가돼 심장마비나 뇌졸중의 위험을 높이는 데 유의미한 상관관계를 보였다는 내용이다.

심혈관계 질환은 노화나 대사증후군과 같은 요인에 의해 발생한다. 전 세계적으로도 심장질환은 주요 사망 원인 중의 하나다. 에리스리톨이 직접적으로 혈전을 일으킨다는 결론을 내릴 수는 없지만 이 연구를 주도한 스탠리 헤이즌 박사의 말은 음미해볼 만하다.

"우리는 우리가 먹는 음식이 숨은 기여자인지 아닌지 확인해야 한다."

대체당의 규칙적인 섭취는 장내 미생물총을 변화시킨다. 제로 칼로리를 원하는 현대인은 이미 저장된 에너지가 넘치는 상태다. 단맛은 원하면서 칼로리는 원하지 않기에 에너지원이 되지 않는 당을 먹는다. 하지만 장에 사는 미생물들은 어떨까? 미생물들은 살기 위해 열량을 내는 영양소를 원한다. 설탕이든 식이섬유든 전분이든 궁극적으로는 분해해서 포도당의 형태가 돼야 미생물의 에너지원이 된다.

그런데 대체당을 자주 많이 먹는다면 대체당을 에너지원으로 쓰지 못하는 미생물들의 수가 줄어들고 다양성 또한 확보되지 못하게 된다. 게다가 장의 상피세포들을 보호하는 점막층에 영향을 주고 장내 투과성에도 영향을 미칠 수 있다. 결과적으로 장벽 기능을 손상시키고 우리 몸에 유익한 물질을 내주는 착한 미생물들의 수가 줄어들 위험이 커지는 것이다. 특히 평소 장이 약한 사람이라면 대체당의 위험도는 더욱 커진다.

두 번째로 대체당은 진짜 당분에 대한 탐닉을 심하게 만들 수 있다. 기름진 피자를 두 조각 먹고 느끼한 기분과 포만감이 함께 몰려와 거북할 때 제로 칼로리 콜라를 마시고 입안이 깔끔해져서 남은 피자를 몇 조각 더 먹어치운 경험이 있는가? 분명 속이 꽉 찼다고 느꼈는데 어찌된 것일까? 대체당이 뇌를 속인 것이다. 단맛은 느끼되 실제 칼로리는 없기에 오히려 영양 교란을 일으킨다. 다음에 들어오는 에너지를 몽땅 저장하기 위해 더 많은 양의 음식을 찾도록 만드는 것이다. 이런 과정이 반복되면 어떻게 될까? 포도당을 대사하여 에너지를 생산하는 정상 대사를 교란시켜 포만감을 잘 느끼지 못하고 장내 미생물이 변화해 세포의 에너지원으로 잘 활용되지 못하는 악순환을 경험하게 된다.

무엇이든지 완벽한 물질은 없다. 마음 놓고 많이 먹어도 살도 안 찌고 장도 튼튼하다면 얼마나 좋겠는가? 대체당을 많이 먹을 바에야 설탕이 든 것을 적당히 먹는 게 낫다. '당이 땡길 때' 반사적으로 편의점으로 달려가기보다 내 몸이 왜 이토록 당을 원하는지 원인을 생각해보자. 우리 몸은 정직하다. 단맛이 느껴지는데 실제로 열량이 안 들어오는 상황을 좋아하지 않는다. 장에 사는 수백조 개의 미생물들도 우리와 함께 살아가는 공생관계. 내 입에 맞는 음식을 먹는 것도 좋지만 나를 평생 돕고 살아가는 내 몸속의 미생물이 좋아하는 것이 무엇인지도 생각해주자.

액상과당은 과당과 포도당일 뿐이다

목이 말라 음료수를 사러 편의점에 갔다면 평소 자주 먹는 액상과당 음료수를 한 병 들고 뒤에 붙어 있는 영양 정보를 유심히 읽어보길 바란다. 당류가 얼마나 많이 들어 있는지 눈으로 확인하는 것만으로도 깜짝 놀랄 것이다. 음료수에 들어 있는 당류는 설탕, 과당, 액상과당, 환원당을 모두 포함한 당의 표기량으로 따로 표기해서 고객에게 과다한 당 섭취에 대한 정보를 어느 정도 주는 역할을 한다. 똑똑한 고객이 늘어나면서 가공식품마다 당류를 표시해야 하는

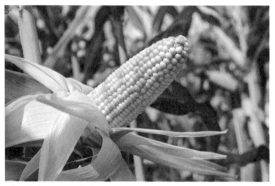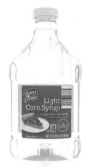

인공첨가물 중 액상과당은 우리가 반드시 걸러야 할 1순위 물질이다. 옥수수로 만든 액상과당은 소다, 주스, 캔디, 시리얼, 스낵 등에서 많이 발견된다.

식품회사도 고민이 늘어날 수밖에 없었을 것이다. 당류를 넣지 않고도 단맛을 내 고객의 입맛을 충족시키고 "이거 진짜 맛있어!"라는 감탄과 함께 다시 선택을 받아야 하는 고민을 단번에 해결하는 방법은 없을까?

이 문제를 해결하기 위해 등장한 것이 바로 액상과당(High Fructose corn syrup. 고과당옥수수 시럽)이다. 옥수수녹말을 분해하면 달콤한 맛의 콘 시럽이 만들어진다. 녹말은 포도당 분자들이 수없이 많이 결합된 거대한 고분자다. 그러므로 녹말을 완전히 분해한다면 100퍼센트 포도당 분자가 될 것이다. 그런데 녹말을 분해해서 제조한 콘 시럽에는 단당인 포도당, 포도당 분자 2개가 화학결합으로 생성된 이당인 맥아당, 포도당 분자 여러 개가 화학결합으로 이루어진 올리고당 등 여러 종류의 당들이 포함되게 마련이다.

녹말 고분자의 특정한 결합을 잘라서 포도당을 만드는 효소의 능력은 경이롭기까지 하다. 원래 포도당을 비롯해 다양한 종류의 당 분자를 포함하는 콘 시럽은 단맛이 나도 설탕보다 더 달지는 않다.

콘 시럽의 구성 성분인 포도당과 맥아당이 설탕보다 단맛이 덜하기 때문이다. 하지만 콘 시럽에 포함된 포도당을 효소를 이용해서 과당으로 변환시켜주면 완전히 달라진다. 과당의 비율이 높은 액상과당으로 변신하는 순간 설탕보다 단맛을 갖게 되는 것이다. 즉 콘 시럽의 성분을 변화시켜 과당을 많이 포함시키면 단맛의 정도가 놀랍도록 증가하는 것이다.

게다가 큰 장점도 있다. 액상과당의 제조에 사용되는 옥수수 녹말의 가격이 비교적 저렴하기에 설탕보다 가격경쟁력이 좋다. 그뿐만이 아니다. 액상과당의 원료로 사용되는 옥수수는 대량 재배가 가능하며 가격 변동성이 크지 않아서 안정한 공급 물량을 확보하기가 수월하다. 단맛을 내기 위해서 설탕을 사용하는 곳에서 액상과당은 크게 환영을 받는 이유다.

과당은 당의 하나로서 당을 구성하는 세 가지 기본 당류 중 하나다. 다른 두 가지 기본 당류는 포도당과 갈락토오스다. 과당은 각각의 단위당 그 수가 동일하며 화학적으로는 당을 구성하는 최소 단위인 당분과 같은 분자 구조다. 이러한 단위당을 각각 모아서 과당을 형성한다.

과당은 글리코겐의 포화를 빠르게 일으켜 포도당을 지방으로 더 빠르게 전환시킨다. 과당이 포도당을 지방으로 전환시키는 과정은 지방 합성과정으로 알려져 있다. 과당은 간에서 대부분 대사되며 간은 식사 후 과당을 저장하고 에너지원으로 사용하는 역할을 한다. 과도한 과당 섭취는 간에서 지방 합성을 촉진시킬 수 있다. 그로 인해 지방이 혈액 내로 방출되어 체내에 지방이 쌓이게 된다. 또한 췌장의 인슐린 분비 기능을 떨어뜨린다. 인슐린이 분비되지 않

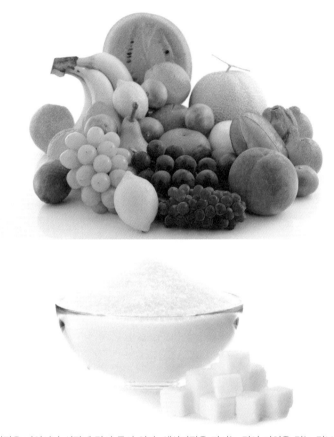

과당은 과일이나 설탕에 많이 들어 있다. 액상과당을 마시는 것이 과일을 먹는 것보다 몸에 좋지 않은 이유는 체내 흡수가 포도당보다 빠르기 때문이다.

아도 체지방 전환이 잘 되므로 포만감의 신호를 주지 않는다.

　과당은 과일이나 설탕에 많이 들어 있다. 액상과당을 마시는 것이 과일을 먹는 것보다 몸에 좋지 않은 이유는 체내 흡수가 포도당보다 빠르기 때문이다. 과일에는 과당도 많지만 함께 있는 식이섬유에 의해 과당이 갇힌 상태로 몸에 퍼지기 때문에 흡수 속도가 느리다. 하지만 액상과당은 엑기스만 섭취하므로 흡수 속도가 매우 빠르다. 설탕의 경우 포도당과 과당이 결합된 이당류로 체내에서 소화효소에 의해 단당류로 분해되는 과정을 거치게 되므로 혈당이 과당에 비해 천천히 오르는 편이다.

반면 액상과당은 포도당과 과당이 이미 분리되어 섞여 있는 구조여서 체내에서 분해 과정 없이 그대로 흡수된다. 그래서 액상과당은 설탕이나 과일보다 더 빨리 체내 혈당을 급격하게 올리게 된다. 포도당은 뇌로 쉽게 이동하지만, 과당은 뇌혈관 벽을 통과하기 어렵기 때문에 뇌가 과당의 양을 인식하지 못해 인슐린 분비를 자극하지 못한다. 따라서 액상과당을 많이 섭취하게 되면 포만감을 느끼기 어려워지고 뇌가 쓰는 에너지로도 이용되지 않아 계속 당에 대한 탐닉 또한 생기게 되는 것이다.

밥이나 빵으로 식사를 하면 포도당 흡수로 체내 혈당이 올라간다. 그 과정에서 인슐린이 분비되고 공복감을 느끼는 호르몬 그렐린 수치는 낮아지게 되고 포만감을 느끼는 호르몬 렙틴 수치가 높아져 배부름을 느끼게 되고 더 이상 먹고 싶은 식욕을 느끼지 않게 된다. 하지만 액상과당은 식욕을 억제하는 호르몬인 렙틴의 분비를 차단하므로 포만감을 잘 느끼지 못해 과식을 유도하게 된다.

미국 대학 연구에 의하면 액상과당이 함유된 식품에는 트리글리세라이드와 오메가6 지방산이 많이 함유되어 비만과 각종 질환을 유발하는 것으로 밝혀졌다. 오메가-3와 오메가-6의 비율이 1:2 정도가 이상적이지만, 액상과당이 함유된 가공식품은 그 비율이 1:50까지 높다고 한다. 한국영양학회에서 한국인 3만 3,745명을 대상으로 조사한 결과 하루 당 섭취량은 61.4그램으로 전체 칼로리 섭취의 12.8퍼센트나 차지하고 있고 당 섭취량의 절반 이상인 56.8

퍼센트가 가공식품을 통해서 섭취한다고 밝혀졌다. 식약처 기준 가공식품 중 음료수가 34.3퍼센트로 당이 제일 많고, 빵과 과자와 떡은 15퍼센트, 설탕은 14.5퍼센트 순으로 당이 많다고 한다.

음료수에 액상과당이 주로 많이 사용되는 이유는 액상과당이 설탕보다 더 달고 유전자변형식품GMO으로 대량 공급되어 가격이 저렴한데다 식욕억제 호르몬인 렙틴의 분비를 줄여 설탕을 사용할 때보다 음료를 훨씬 많이 마시게 만들기 때문이다. 아이들도 일상생활 속에서 그동안 가공식품을 섭취하면서 자신도 모르게 액상과당을 지나치게 많이 먹고 있었던 것이다. 그리고 그 액상과당은 잉여에너지가 되고 당독소가 된다. 과당은 포도당보다 분자 사이즈가 더 작아 더 많은 확률로 아미노산과 만나 당독소가 되기 쉽다. 편의점 음료수, 달콤한 젤리, 과일 맛 요거트를 자주 먹는 아이들은 그만큼 더 예민하고 잘 아프고 성장도 더디게 되는 것이다.

미국 프린스턴대학교 연구팀은 액상과당이 설탕보다 체중을 더 많이 증가시킨다는 연구결과를 발표했다. 소아치과 전문의들은 액상과당은 입안 자정작용 및 칫솔질로도 잘 제거되지 않아 충치가 더 잘 생긴다고 주의하고 있다. 또한 액상과당을 많이 먹으면 뇌 기능이 저하될 수 있다는 연구결과도 있었다. 또한 성장기 어린이가 액상과당을 많이 섭취하면 저성장 주의력결핍 과다행동장애ADHD 유발 가능성이 있다는 연구결과도 있었다. 세계보건기구가 권장하는 액상과당 하루 섭취량은 하루 전체 섭취 열량의 10퍼센트 이내로 설탕 포함 하루 50그램 미만이다.

3
우유는 송아지를 위한 것이다

엄마가 먹은 당독소를 태아도 먹는다

아기는 엄마의 뱃속에서 자라는 기간과 태어난 후 모유를 먹는 기간 동안 모든 영양분 공급을 엄마에게 의지해야 한다. 결국 엄마의 음식이 아기의 음식이 되는 것이다. 그렇기 때문에 아기의 건강은 엄마의 식단 관리 성패에 달려 있다고 해도 무방하다. 맛있고 해로운 음식은 아기에게도 해로울 뿐이지만 맛없고 건강한 음식은 아기에게 건강한 자양분이다. 아기를 낳고 모유 수유를 뗄 때까지 엄마는 한시도 방심해서는 안 된다. 엄마가 먹은 당독소는 아이에게 그대로 전달이 된다는 사실을 반드시 기억하자.

모유는 아기가 자라나는 데 필요한 영양분이 가득 들어 있다. 하지만 모유수유가 불가능한 상황이라면 아기는 여지없이 분유를 먹어야만 한다. 일반적으로 엄마가 직접 수유하는 경우, 모유의 당독소 함량은 100그램당 6.67KU 정도다. 아예 없어야 하는 것 아니냐고 할 수도 있다. 하지만 엄마에게 당독소가 없다면 모를까, 그렇

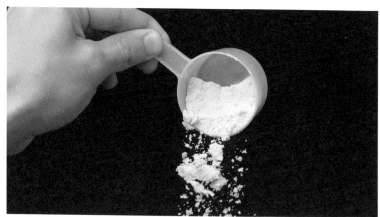

분유는 아주 풍부한 당독소 공급원이다. 분유에는 당독소 함량이 무려 486.67KU로 모유 대비 약 70배 정도 많다.

지 않다면 모유에도 소량의 당독소는 포함될 수밖에 없다. 모유를 얼렸을 경우에는 당독소량이 10KU 정도로 소폭 증가한다. 우유에는 약 5KU 정도의 당독소가 들어 있다. 아무래도 인간보다 식단이 단조롭기 때문일 것이다.

그렇다면 분유는 어떨까. 갓난아이를 위해 만들어진 만큼 그 어느 것보다도 당독소 함량이 낮아야 할 것이다. 하지만 분유는 아주 풍부한 당독소 공급원이다. 분유에는 당독소 함량이 무려 486.67KU로 모유 대비 약 70배 정도 많다. 이것은 평균치이다. 제조사에 따라 최고 400배 정도의 당독소가 분유에 들어 있기도 하다. 어떻게 그럴 수 있냐고? 당연히 그럴 수 있다. 분유 업체 분유는 남의 아이들이 먹는 것이지, 자신의 아이들이 먹는 것이 아니기 때문이다. 아이의 먹을거리는 오직 그 부모만이 고르고 선택할 수 있는 것이다.

분유에 당독소 함량이 높을 수밖에 없는 이유는 제조법에 있다.

분유는 우유에 각종 첨가물을 넣고 건조해서 분말로 만들어내는데 그 과정에서 엄청난 열이 가해진다. 고온의 열은 당독소를 활발하게 만들어내는 조건이다. 모유를 먹은 유아와 분유를 먹은 유아를 비교하는 임상실험에서 후자의 경우가 인지발달 저해, 알레르기, 기타 질병에 노출될 확률이 훨씬 높은 것이다. 그뿐만 아니라 분유를 먹은 아이는 어른이 된 이후에도 심장혈관질환을 비롯한 각종 질병에 훨씬 취약하다는 연구결과도 있다.

태어나자마자 고통스러운 인생을 살아야 하는 아이들은 사실 잘못한 것이 없다. 내가 본격적으로 당독소 연구에 뛰어든 것도 바로 그 때문이었다. 갓난아이에게 모유나 분유 이외의 먹을거리는 아무 것도 없다. 어려서 섭취한 당독소가 미래에 각종 알레르기, 아토피, 면역질환을 가져온다는 것을 기억하자. 갓난아이가 당독소를 통째로 섭취한다는 것은 정말 무서운 일이 아닌가.

임신 전부터 식단 관리가 필요하다

엄마와 아빠 모두 임신 전부터 미리 식단을 관리하면서 몸을 준비해야 한다. 부모 중에 비만 상태인 사람이 있다면 체중 감량도 필요하다. 비만인 상태에서는 체내 염증 수치가 올라가기 때문에 난임으로 이어질 가능성이 있다. 임신 기간 동안 엄마의 식단도 아주 중요하다. 아이가 받는 영양분은 오로지 엄마로부터 온다. 산모의 혈중 당독소가 높을수록 아이의 혈중 당독소가 높다는 것은 이미 밝혀진 사실이다. 산모라는 이유로 먹고 싶은 것을 다 먹는 것은 먹을 게 부족하던 시절 이야기다. 먹지 말라는 것이 아니라 영양소를 햄버거와 같은 가공식품 등으로 섭취하면 안 된다는 뜻이다. 10개월이라는 기간이 길게 느껴지겠지만 그 10개월이 아이의 평생 건강을 좌우할 것이다.

아기가 태어나고 나서 수유 기간에도 엄마의 식단은 아이에게 큰 영향을 끼친다. 수유 기간에도 샐러드나 양질의 단백질 등으로 식단을 구성해야 한다. 특히 녹황색 채소를 되도록 많이 먹으라고 권하고 싶다. 아기는 시각이 발달하지 않은 상태로 태어나고 수유하면서 시각이 점점 발달한다. 그때 수유부가 녹황색 채소를 많이 먹으면 시력뿐만 아니라 시각적 기억력을 활성화시키는 데도 도움이 많이 된다.

부득이하게 아이에게 분유를 먹여야 한다면 첨가물이 많은 것보다 최대한 간단한 제품으로 고르는 것이 좋다. 다시 말하면 각종 첨가물을 섞어 비싸게 제조된 분유보다 저렴한 가격에 판매되는 제품이 당독소가 적을 확률이 높다. 또한 제조일자가 가장 빠른 것으로 구입하자. 당독소는 실온에 노출되는 것만으로도 자가 증식을 하기 때문이다. 분유를 보관하는 과정에서 당독소가 증가하는 것을 최소화하려면 적어도 3개월 이내에 제조된 분유가 안전하다. 분유는 개봉한 후 완전 밀봉으로 보관할 것을 권한다. 냉장 보관은 필수지만 냉동 보관이 더욱 좋다. 온도가 낮으면 낮을수록 당독소가 증가하는 속도는 떨어지기 때문이다.

우유는 인간에게 맞지 않는다

우유가 뼈를 튼튼하게 한다는 것을 의심하는 사람은 거의 없을

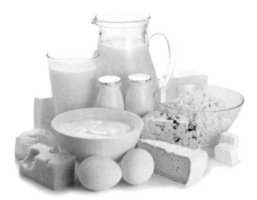

우유를 비롯한 유제품, 특히 치즈를 자주 먹는다면 끊을 것을 권한다.

것이다. 어릴 때부터 익히 들어온 말이고 당연하게 먹어왔기 때문이다. 심지어 우리는 어른이 된 후에도 각종 라테와 파스타, 베이커리 등 다양한 음식을 통해 우유를 먹는다. 우유는 소의 젖이다. 송아지가 자랄 때 필요한 영양분으로 구성된 우유는 사람에게 맞지 않는다. 특히 아미노산의 밸런스를 살펴보면 분지사슬 아미노산 BCAA과 비 분지사슬 아미노산Non-BCAA의 균형이 맞지 않고 과도하게 분지사슬 아미노산BCAA에 치우쳐 있다. 이것은 무럭무럭 자라나야 하는 송아지에게 맞는 영양이지 사람에게 맞는 영양이 아니다. 소처럼 근육 위에 지방, 그 위에 다시 근육을 켜켜이 쌓을 게 아니라면 우유 섭취는 지양하는 것이 좋다.

여드름은 사춘기의 당연한 통과의례처럼 여겨진다. 호르몬 분비가 왕성한 시기엔 그럴 수 있지만 성인이 되어서도 없어지지 않는 경우가 있다. 약도 발라보고 피부과에 다녀도 일시적으로 효과가 있을 뿐 다시 생기기도 한다. 이때는 식단을 살펴보는 게 좋다. 건강한 식단으로 먹고 있어도 우유를 비롯한 유제품, 특히 치즈를 자주 먹는다면 끊을 것을 권한다. 실제 3년 동안 없어지지 않던 여드름이 유제품을 끊자마자 한 달 만에 깨끗하게 사라진 사례를 많이 보았다. 우유와 분지사슬 아미노산**BCAA**에 대한 연구를 하면 할수록 우유가 인간에게 해롭다는 사실은 명확해졌다.

한때 강의에서 우유가 해롭다고 말하면 "산양유는 괜찮나요?"라는 질문을 받곤 했는데 당시 홈쇼핑과 각종 매체에서 산양유 단백질을 찬양하고 있었기 때문이다. 산양유가 인간의 모유와 유사한 성분이라는 이유에서다. 그러나 우리가 정말 생각해보아야 할 지점은 산양유가 인간 모유와 유사한지가 아니다. 엄마 젖을 뗄 나이가 지난 후에도 모유를 찾아 먹는가? 친모의 수유가 불가능해지면 다른 곳에서 구해 먹는가? 모유를 찾아 먹는다는 성인은 본 적이 없다. 그 이유를 무의식적으로 알고 있다. 모유는 갓난아이가 자라나기 위한 것이기 때문이다.

산양유가 우유에 비한다면 모유에 조금 더 가까울지도 모른다. 그렇다고 해서 우리가 무작정 산양유를 찾아 먹는 것은 올바르지 않다. 필요하지도 않은 물건을, '좋다'는 소리에 덥석덥석 구입하는 바보가 되지는 말자.

4

나드 다이어트로 젊게 오래 살자

젊고 오래 사는 비밀은 무엇인가

하버드대학교의 싱클레어 박사가 쓴 저서 『노화의 종말』이 전 세계적으로 베스트셀러가 됐다. 이것의 여파로 노화지연의 핵심 물질로 알려진 대사조효소 'NAD+'의 전구체인 'NMN'이 선풍적인 인기를 끌어 미국의 영양보충제 시장에 돌풍을 일으켰다. 우리나라에서도 직구를 통해 들어오기도 하고 온라인에서도 쉽게 구매를 할 수 있다. 그런데 최근에 미국에서 더 이상 NMN을 구입할 수가 없게 됐다. NMN으로 신약을 개발하게 됨에 따라 더 이상 영양보충제로 서비스하는 게 불가능해졌기 때문이다. NMN을 섭취하면 정말 효과가 있을까? 처음에 잠깐 반짝하는 효과를 볼 수는 있어도 지속적인 효과를 보기는 어렵다고 생각한다.

노화, 비만, 당뇨, 치매에 이르는 대사질환으로부터 멀어지고 젊게 오래 사는 비밀은 무엇일까? 바로 NAD+와 NADH 시소의 균형을 잡는 것이다. NAD+라는 조효소는 무조건 많을수록 좋은 것

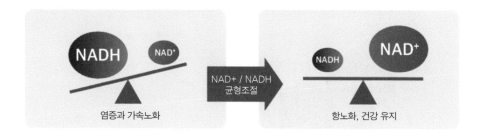

이 아니다. 건강하고 젊은 사람들의 몸속에는 NAD+와 NAD+의 환원형인 NADH가 적당한 비율을 유지한다. 그런데 나이가 들수록 NADH 쪽으로 기울어진 시소의 모양을 갖게 될 확률이 높다. 이 상태에서 우리 몸은 에너지를 잘 소비하지 않는다. 먹는 족족 살이 되고 잉여에너지가 쌓여서 염증, 열증, 메마름의 원인이 된다. 아픈 채로 가속노화를 맞게 되는 핵심이 바로 이 NADH의 증가에 있다.

우리 몸은 먹은 에너지를 태우는 데 최고의 효율을 추구하는 방향으로 진화해왔다. 너무나 오랫동안 배고픈 채로 살아온 결과 포도당 1그램으로 38개의 ATP를 만들어낼 정도로 극도의 효율적인 시스템을 가지게 되었다. 바로 이 과정에서 인체가 고안해낸 시스템이 바로 NAD+와 NADH의 체계다. 난로에 들어가는 휘발유 1리터를 한꺼번에 연료로 쓰는 경우와 0.1리터씩 나누어 쓰는 경우를 생각해보자. 한꺼번에 태우면 잠깐 뜨거울 정도로 방안이 덥혀지겠지만 연료가 바닥나면 금세 식어버릴 것이다. 반면 1리터를 10번에 나누어 태우면 얼어 죽지는 않을 정도로 방안의 온도를 유지할 수 있다. 우리 몸도 한 번 먹은 에너지를 오랫동안 쓰기 위해 이와 같은 체계를 고안했는데 NAD+가 휘발유를 담을 빈 통이라면 NADH는 이미 휘발유가 꽉 차 있는 통이라고 생각하면 된다.

NAD+(빈 통)과 NADH(꽉 찬 통)

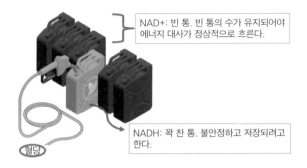

NAD+: 빈 통. 빈 통의 수가 유지되어야 에너지 대사가 정상적으로 흐른다.

NADH: 꽉 찬 통. 불안정하고 저장되려고 한다.

혈당

밥을 먹어서 혈당이 높아지고 혈당이 세포 안으로 들어오면 우리 몸은 우선 '빈 통(NAD+)'을 찾아 혈당을 저장한다. 많이 먹는 데 쓰이지 않아서 '꽉 찬 통(NADH)'이 많아지면 더 이상 위에서 떨어지는 에너지원들을 받아주지 못한다. 문제는 여기에서 비롯된다. 꽉 찬 통이 많아질수록 적체되어 남는 에너지가 어디로 가야 할지 모르는 상황이 되는 것이다. 즉 꽉 찬 통들이 여기저기 돌아다니면서 저장이 되면 안 되는 곳에 저장되거나 지방이라는 아주 크고 넓은 창고에 차곡차곡 저장된다. 남아도는 꽉 찬 통, 즉 잉여에너지가 단백질에 붙어 대사 저하를 유발하고 지방으로 저장되어 뱃살과 지방간과 비만을 유발한다. 반면 진짜 필요한 에너지를 생산하는 라인은 낡고 망가지고 노후되는 것이다. 여기에 당독소가 붙으면? 그야말로 가속노화의 지름길로 빠진다.

NAD+와 NADH가 우리 몸의 거의 모든 대사를 조절하는 핵심인 것은 사실이다. 그러나 무작정 NAD+만 늘린다고 문제가 해결되는 것은 아니다. NAD+와 NADH의 비율에 의해서 대사가 조절되는 것이 맞지만 중요한 것은 NADH의 양이다. 빈 통의 비율을 어느 정도 유지하느냐에 따라 장수 유전자라고 불리는 시르투인Sirtuin이 잘 만들어져 건강한 상태로 오래 살 수 있는 환경이 유지된다. 반대로 빈 통이 줄어들면 NADH가 늘어나 시르투인의 활성이 떨어지고 대사질환과 퇴행성 질환이 유발된다. NAD+만 중요한 게 아니라 NADH와 적절하게 조화를 이루는 것이 핵심인 것이다.

NADH는 낮추고 NAD+는 올리고

NAD+가 분수의 분자에 위치하기 때문에 NAD+ 전구체인 NMN을 아무리 많이 넣어도 이 비율을 획기적으로 변화시키는 데는 한계가 있다. 게다가 변화를 위해 엄청나게 많은 양의 NMN이 필요한 것도 현실적으로 불가능하다. NAD+를 늘리는 것은 맞지만 근본적인 해결책이 될 수 없는 이유다. 우리가 매 끼니 밥을 먹는 이유는 포도당, 단백질, 지방을 분해해서 NADH에 잠깐 저장해서 결과적으로 ATP라고 하는 에너지를 얻기 위해서다. 그런데 나이가 들수록 NADH를 ATP로 전환시키는 대사와 생산라인의 효율이 떨어진다. 노화 때문이라고 단순하게 생각할 수도 있지만 구체적으로는 근육 부족, 산소 부족, 활성산소, 염증 등 수많은 인자가 관여하고 있다.

NADH가 남아돌 때 해결하는 방법은 먹는 양이나 에너지 섭취를 줄이는 것이다. NADH가 늘어난 것을 어떻게 알 수 있을까? '불룩한 배'로 알 수가 있다. 배가 불룩하게 나와 있다면 에너지 소비에 비해 섭취 에너지가 많다는 뜻이다. 소식과 운동으로 잉여 NADH를 ATP로 전환하지 않으면 NADH의 과잉현상이 일어난다. NADH의 과잉은 에너지 독으로 작용해 비만, 당뇨, 대사질환, 퇴

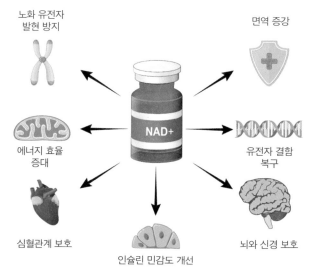

NAD+(건강에 이로운 점)

노화 유전자
발현 방지

면역 증강

에너지 효율
증대

유전자 결함
복구

NAD+

심혈관계 보호

인슐린 민감도 개선

뇌와 신경 보호

행성질환, 암 등을 유발하는 원인이 된다. NADH가 남는다는 것은 NAD+가 모자란다는 것과 같다. 이런 과정에서 NAD+를 공급해야 한다고 생각해 NAD+의 전구물질인 NMN이 개발된 것이다.

그러나 이것은 반쪽짜리 해결책이다. NADH를 줄이고 NAD+를 늘리는 과정이 함께 일어나야 비로소 이 비율이 증가하고 몸의 장수 유전자가 활동하게 되는 것이다. NMN을 믿고 식생활을 조절하지 않는다면 앞에서 언급한 여러 질환을 만날 수 있다. NAD+ 전구물질인 NMN을 공급해서 NAD+/NADH 비율을 조절하려고 해도 실제로 비율은 원하는 대로 변동되지 않고 약간의 변화만이 가능하다. 그나마 시간이 지나면 효과가 거의 없다. NMN을 믿고 늘 해오던 대로 식생활을 하거나 더 많은 에너지를 섭취한다면 결과적으로 NADH의 양은 지속적으로 남아돌게 된다. 잉여의 NADH는 독으로 작용해 활성산소를 강제로 만들고 염증을 유발하고 세포를 비정상적으로 증식시키고 지방을 합성하는 데 사용될 것이다. NAD+만 늘릴 때 생기는 문제점이다.

매일 먹는 음식이 NADH를 거쳐 ATP를 생산하지 않는 한 우리 몸에서 NAD+는 늘지 않는다. NADH는 계속 늘어나는데 NAD+를 외부에서 공급하면 중간에 끼어 있는 NADH는 어떻게 될까? 갈 곳이 없으니 활성산소와 염증을 만들고 세포를 비정상적으로 증식시키는 데 활용된다. 잘못하면 암까지 유발될 수가 있다. 근본적인 해결책은 NADH를 줄이면서 NAD+를 늘리는 것이다. NADH를 줄이는 방법은 여러 번 강조한 것처럼 소식과 운동이 최선이다.

최근 NADH를 소비시키면서 NAD+를 늘리는 기술이 개발되었다. 20년 가까이 NAD+ 연구를 해왔기에 NADH를 사용해 NAD+를 늘리는 가장 효과적인 방법을 찾아 실제로 NMN과 비교실험을 했다. 실험결과 NAD+/NADH 비율이 효과적으로 조절된다는 것을 확인했고 NMN 대비 20배 이상의 효과가 있다는 것을 알았다. 실제로 이 기술을 응용한 제품을 섭취한 경우 다양한 질환에서 효과적으로 작용하는 것도 확인했다. 효과를 가장 빨리 확인하는 방법은 술을 마신 후 숙취를 확인하거나 주량을 측정하는 것이다.

실제로 섭취한 분들이 숙취가 없고 주량이 늘어도 잘 취하지 않는다고 한다. 많은 숙취해소 음료가 있지만 실제로 알코올을 분해하기보다 간 기능을 개선시켜 숙취를 개선하는 것이 대부분이다. 알코올을 분해하려면 몸에 알코올 분해 효소가 필요하다. 알코올 분해 효소는 알코올 한 개를 분해시키기 위해 NAD+ 한 개를 필요로 한다. NAD+가 모자라면 술이 분해되지 않아 금방 혈중 알코올 농도

과당, 정제 탄수화물, 당독소 식이

→ 잉여에너지(NADH 높아짐)
→ NAD+와 ATP 부족(모든 문제의 시작!)
→ 대사율 저하
→ 뱃살, 지방간, 당뇨, 고지혈증, 심혈관질환
→ 가속노화

가 올라가 쉽게 취한다. 알코올이 분해되면서 생긴 숙취 원인 물질인 아세트알데하이드를 분해하기 위해서 똑같이 NAD+가 하나 더 필요하다. 아세트알데하이드 분해 효소가 NAD+의 도움을 받아 아세트알데하이드를 식초로 변환시키면 알코올 해독이 끝나는 것이다. 알코올 하나를 완전히 분해시켜 무독화하는 데 2개의 NAD+가 필요한 셈이다.

젊었을 때는 말술을 먹던 사람들도 나이가 들면 술이 많이 약해졌다고 말한다. NAD+가 부족해서다. 젊어서는 숙취도 별로 없었는데 나이가 들면서 술 앞에 장사 없다고 느끼는 이유도 NAD+/NADH 비율 때문이다. 이 비율을 NMN만으로 조절하는 데는 한계가 있기에 NADH를 낮추는 노력이 필요하다. NADH를 낮추면 NAD+는 저절로 올라가게 된다. 이것이 자연스러운 생체 원리다. NADH를 분해시켜 NAD+를 높이는 시스템이야말로 가장 안전하고 효과가 높으며 진보적인 방법이라고 자신 있게 말할 수 있다.

나드(NAD+) 다이어트

NAD+를 효율적으로 올려주면 자연스럽게 다이어트가 된다. 잉

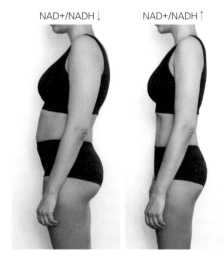

NAD+/NADH↓　　　NAD+/NADH↑

여에너지가 줄어들기 때문이다. 남아도는 잉여에너지인 NADH가 높아지면 지방으로 에너지가 저장돼 체중이 증가한다. 비만, 당뇨, 고지혈증, 고혈압, 그리고 심혈관질환을 포함한 대사증후군환자, 가속노화에 당면한 분들의 공통점은 NAD+에 비해 NADH가 남아돈다는 점이다. 그렇기에 가장 먼저 문제의 불씨가 되는 NADH를 줄여야 하는 것이다.

　NADH가 줄어들면 지방도 잘 태울 뿐만 아니라 혈당도 떨어진다. 게다가 세포에서 에너지원 대사 순서를 당→단백질→지방의 순서로 태우는 스텝을 단축시킬 수 있다. 지방과 혈당을 동시에 써버리는 매우 효과적인 다이어트가 되는 것이다. 단백질을 거의 쓰지 않고 지방과 혈당만 쓰기 때문에 근육량이 높아지는 이상적인 다이어트다. 또한 세포 내 에너지 생산 공장인 미토콘드리아도 늘어난다. 속도도 끝내주고 기름때가 잘 끼지 않는 생산시스템을 얻게 되는 셈이다. 체질 자체가 에너지를 잘 만드는 시스템으로 바뀌어 조금만 먹어도 포만감 신호가 좋아져 배도 고프지 않아 식탐이 줄어든다.

그러나 무조건 NMN만 먹어서는 이런 효과를 볼 수가 없다. NADH를 줄이는 기능이 없기 때문이다. 다이어트는 결국 NADH를 줄이는 전쟁이다. 이름을 붙인다면 NAD+를 효율적으로 올리는 '나드(NAD+) 다이어트'라고 부를 수 있을 것이다. 나드 다이어트를 지속하면 드라마틱하게 살이 빠지는 것은 물론 피부에 탄력이 생기고 기분도 좋아진다. 활력을 되찾으면서도 당뇨, 고혈압을 포함한 대사질환과 퇴행성 질환까지 효과를 볼 수 있다.

5
당독소 해독에 좋은 음식을 먹자

인슐린 피크를 일으키지 않는 식단의 중요성

진정한 안티 에이징이란 껌처럼 들러붙어 세포외기질을 딱딱하게 만들고 구조변화와 염증을 일으켜 원래의 역할을 하지 못하게 하는, 이 시대 최고 빌런인 당독소를 해독하는 것에서부터 이루어져야 한다. 가속노화를 예방하기 위해 당독소가 적은 식단과 인슐린 피크를 일으키지 않는 식단이 필요하다. 그렇다면 안티 에이징과 당독소 해독에 좋은 물질들은 무엇일까?

브로콜리, 울금, 강황, 녹차 추출물

이 물질은 이미 항산화 및 해독작용에 효과가 좋다고 알려져 있다. 학계에서도 간과 관련된 건강기능식품에 주목하고 있다. 주로 브로콜리의 설포라판, 울금과 강황의 커큐민, 녹차의 에피카테킨 성분이 포함되어 있다. 해독효소활성화제Nrf2 activator 삼총사라고도 불리는 이들은 항산화, 항염, 해독작용 외에도 당독소를 분해하는

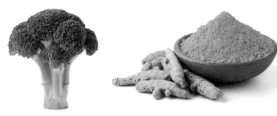
브로콜리와 강황

효소를 대량 생산하도록 도와준다. 당독소가 생기면 간에 데려가서 깨끗하게 치워주는 그런 청소부 역할을 하는 것이다.

로즈마리

로즈마리는 우리에게 익숙한 허브다. 향도 좋고 신경 이완에도 효과가 있어 차로 많이 마시는데 당독소 분해에 매우 효과가 좋은 약초이기도 하다. 당독소를 분해하는 효소도 많이 만들어내지만 직접 망치로 깨주는 역할도 한다. 무엇보다 당독소 신호가 염증이 되지 않도록 차단해주는 고마운 존재다. 군것질을 좋아하고 야식을 좋아한다면 평소에 로즈마리 차를 많이 먹는 것을 추천한다.

노근

노근은 이름 때문에 '오래된 뿌리'로 오해받기도 하는데 실은 갈대 뿌리이다. 천연물 생약으로 많이 활용되는 물질이기도 하다. 노근은 과도한 대사열을 식혀주고 체액의 생성을 도와주고 당독소를 빠르게 분해하며 당독소 수용체가 만들어지지 못하도록 세포막을 보호한다. 당독소가 당독소 수용체와 결합하면 어마어마한 염증 신호가 따라온다. 이것을 막는 역할은 굉장히 중요하다. 최근에 약국에서 볼 수 있는 질 좋은 건강기능식품에는 노근이 들어 있는 것을 종종 볼 수 있다. 노근은 현대판 약방의 감초라고 해도 과언이 아닐 것이다.

대두배아 추출물

대두배아 추출물은 혈액 내에 돌아다니는 당독소의 원인 물질, 당독소의 원료 아미노산 등을 직접적으로 잡아낸다. 그것들이 당독소가 되지 못하도록 말이다. 체내에 남아도는 당과 아미노산, 즉 잉여에너지가 몸에서 얼마나 나쁘게 작용을 하는지는 이미 잘 알고 있을 것이다. 당독소가 생성되기 전에 해독하고 배설시킨다. 당독소 저감 소재로 새롭게 주목을 받고 있는 물질이다.

실크아미노산

누에고치가 생성한 실크에서 얻는 실크아미노산은 트립토판, 히스티딘, 세린, 글리신, 트레오닌, 아르기닌, 아스파르트산 등으로 다양한 당독소와 구조적으로 결합한다. 결합하면 당독소가 무력화되고 비만 및 당뇨 환자에게 유독 많은 분지사슬 아미노산**BCAA**과의 균형을 맞춰준다. 궁극적으로는 인슐린 저항성을 개선하고 근육을 튼튼하게 하는 효과가 있다.

캐럽 추출물과 밀배아 추출물

캐럽 추출물은 인슐린이 일을 잘 할 수 있도록 도와 포도당 통로를 잘 열리게 해준다. 이 과정이 잘되면 포만감을 느끼며 식욕도 잘 조절할 수 있다. 밀배아 추출물은 생식세포가 이용하는 에너지를 근본적으로 늘리는 역할을 한다. 덕분에 난소가 일을 더 잘하게 되며 살도 덜 찌게 된다. 캐럽과 밀배아 같은 천연식물 소재는 포도당이 생식세포 안으로 더 잘 전달되게 도우며 이용할 수 있는 에너지로 만든다.

저항성 전분

"저항성 전분을 먹는 당신, 살찌지 않고 건강하게 삶을 살 수 있다."

미국 주간지 『타임』에 실린 내용이다. 저항성 전분은 정제되지 않은 곡물, 덜 익은 바나나, 밥이나 파스타를 익혔다가 다시 차갑게 식힌 전분 등을 일컫는다. 다이어트에 저항성 전분과 식물성단백질, 레시틴이 이상적으로 배합된 파우더를 사용하게 되면 혈당을 천천히 올려 인슐린 피크를 유발하지 않는다. 또한 대장에 있는 유익균의 먹이가 되어 장도 좋아지며 근육과 뇌에 서서히 에너지를 공급하여 활력이 생기게 되고 뇌에 포만감 신호를 지속시켜 다이어트가 쉬워진다.

게다가 단백질과 미네랄을 골고루 함유하고 있어 한 끼 식사로도 손색이 없다. 레시틴까지 들어 있어 체지방과 내장지방을 쉽게 녹이고 콜레스테롤을 낮춰주며 포만감을 지속시켜주는 데 최적화된 조합이라고 할 수 있다. 포도당 이용률을 높여 대사가 잘되는 몸으로, 지방이 잘 분해되는 몸으로 바뀌기 때문에 요요가 오지 않고 살이 잘 찌지 않는 체질이 된다. 또한 염증 반응을 증가시키는 당독소를 제거하기 때문에 여러 병증까지 호전된다.

녹황색 채소

루테인과 지아잔틴은 노인들의 황반변성에 좋은 물질로 알고 있다. 하지만 황반에 존재하는 것에 비례해서 시각피질visual cortex에 많이 존재한다. 시각피질에 지아잔틴과 루테인 함량이 높은 것은 아기의 시각적 기억력을 높이는 데 도움을 주기 때문이다. 루테인과 지아잔틴은 언어능력, 분별력, 시력, 판단력 등에 영향을 주는 것으로 알려져 있다. 갓 태어난 아이들은 시력이 발달하지 않아 제대로 보이지 않는다. 아기의 시력 발달은 1년 정도 걸리고 완전한 성인의 시력이 되는 데는 5년의 기간이 필요하다.

엄마가 루테인과 지아잔틴이 많이 들어 있는 녹황색 채소를 적절히 섭취하면 아이에게 모유를 통하여 전달되고 궁극적으로 아기의 시력 발달과 시각적 기억력, 집중력 등과 같은 인지발달에 도움을 줄 수 있다. 시각적 기억력은 사물이나 대상을 이미지로 인식하는 능력이므로 학습능력을 높이는 데 매우 유리하다. 루테인과 지아잔틴이 많이 들어 있는 녹황색 채소를 어릴 때부터 많이 먹자.

식단에 안티에이징의 길이 있다

먹는 것을 선택하는 일은 쉬우면서도 어려운 문제다. 특히 입이 원하는 것과 몸에 좋은 것이 다를 때는 선택하기가 더욱더 어렵다. 이런 점에서 우리는 늘 두 갈래 길 앞에 서 있는 듯하다. 어제 먹던 대로 먹을 것인가. 오늘 먹어야 하는 대로 먹을 것인가. 당독소의 위험을 완전히 인지하고 생활습관으로 만들기 전에는 매일 매 순간 고민할 문제가 아닐까.

그럼에도 정답은 정해져 있다. 느리게 나이 드는 비밀은 음식에 있기 때문이다. 사실 오늘날처럼 먹을거리가 인간을 위협한 시기는 전 시대 전 역사를 통틀어 전무후무한 것 같다. 그런 점에서 현대의 식생활은 풍요로움의 상징인 동시에 커다란 위험의 전조이기도 하다. 음식과 안티에이징 사이에는 밀접한 관계가 있다는 사실은 이미 널리 알려져 있다. 올바른 식습관과 당독소가 적은 음식은 건강을 유지하고 가속노화에 끌려가지 않는 데 도움이 된다.

"얼마나 많은 사람이 당독소를 몸에 잔뜩 쌓아두다가 온갖 질환을 겪으면서 고통 속에 삶을 마감했을까?"

이 말이 지나치게 비장하게 들린다면 아직 당독소의 위험을 모르기 때문이다. 당독소는 보이지 않는 흉기와 같다. 좋게만 보이는 음식이 결코 좋은 것이 아니라는 것을 알아야 한다. 좋은 것과 좋아 보이는 것은 하늘과 땅의 차이만큼이나 크다. 독버섯이 화려함 속에 독을 숨기고 있는 것과 같다. 노화의 속도를 늦추고 생체나이를 되돌리고 싶다면 당독소를 줄이는 식단을 선택하자. 당신의 시계는 바로 그 순간부터 거꾸로 돌 것이다.

당독소연구회 자가건강 체크지

상담차수		차	작성 날짜		연락처	
이름			성별		직업	
생년월일 / 나이	/		몸무게 / 키	/		

식습관 및 생활습관

음식 섭취량	□과식　□보통　□소식　□불규칙
야식 섭취량	□안 먹음　□주 1~2회　□주 3~5회　□거의 매일
육류 섭취량	□안 먹음　□주 1~2회　□주 3~5회　□거의 매일　□저탄고지식
밀가루 음식(과자, 빵, 식사) 섭취량	□안 먹음　□주 1~2회　□주 3~5회　□거의 매일
튀기거나 굽거나 볶는 음식 섭취량	□안 먹음　□주 1~2회　□주 3~5회　□거의 매일
채소 섭취량(한 접시 이상의 양)	□안 먹음　□주 1~2회　□주 3~5회　□거의 매일
과일 섭취량	□안 먹음　□주 1~2회　□주 3~5회　□거의 매일
우유, 유제품 섭취량	□안 먹음　□주 1~2회　□주 3~5회　□거의 매일
커피, 청량음료 섭취량	□안 먹음　□하루 1~2잔　□하루 3잔 이상
수분(200밀리리터컵 기준) 섭취량	□하루1~2컵　□하루 3~5컵　□6컵 이상
음주 정도	□안 먹음　□주 1~2회　□주 3~5회　□거의 매일
수면시간	□ 6시간 이하　□7~9시간　□숙면　□불면　□잠들기 어려움
정신적 스트레스	□거의 없다　□약간　□보통　□심하다
운동의 양	□안 한다　□주 1~2회　□주 3~5회　□매일
흡연	□안 한다　□반 갑　□한 갑　□두 갑 이상

간과 심장 영역	난소에너지와 호르몬대사 영역
□아침에 일어나기 힘들다. □자고 일어나도 개운하지 않다.	□생리통이 심하다.
□어깨, 근육통이 심하다.	□월경전 증후군이 있다.
□손발에 쥐가 잘 나고 눈꺼풀 떨림이 잦다.	□생리전후로 피부트러블이 생긴다.
□손발이 잘 저린다.　□목에 매핵기가 있다.	□생리주기가 불규칙하다.
□신경이 예민하고 짜증이 자주 난다.	□다낭성난포증후군이 있다.
□한숨을 잘 쉰다.　□가슴이 자주 두근거린다.	□식은땀, 홍조 등 갱년기 증상이 있다.
□차가운 음료를 많이 찾는다.	□유방, 자궁 난소질환이 있다.
□추위와 더위에 민감하다.	□갑상선 결절, 낭종이 있다.
□빈혈 진단을 받은 적이 있다.	□체중이 늘고 살이 잘 안 빠진다.
□딸기혀 백태가 있다.　□혀부종(치흔)이나 혀통증　□입마름	□추위를 잘 타고 몸이 찬 편이다.

인슐린 저항성 영역	
	□목둘레가 두꺼워지고 턱이 후덕하다.
부종 □손 □발(다리) □얼굴 □몸전체	□목에 이물감이 있고 통증이 있다.
□지칠 때 단음식과 짭짤한 음식이 당긴다.	□갑상선질환이 있다.
□무기력함과 피로감이 지속되어 기운이 없다.	**세포외기질과 미네랄 영역**
□최근에 뱃살이 찌기 시작했다.	□관절에서 소리가 자주난다.
□공복 시 어지럽고 힘이 빠진다	□요통, 허리가 자주 아프다.
□당뇨, 고혈압, 고 콜레스테롤 혈증이 있다.	□손톱이 얇고 잘 부서진다.

당독소 누적과 면역계 영역	□ 손목이나 손가락 통증이 있다.
□ 아토피, 알러지, 비염, 천식이 있다.	□ 눈, 기관지 점막이 건조하다.
□ 코피가 자주 난다.	□ 피부건조가 심하고 자주 긁는다.
□ 감기 등 호흡기 질환에 잘 걸린다.	□ 머리카락에 윤기가 없다.
□ 구내염 등 입병이 자주 걸린다.	□ 입이 마르고 프라그가 많이 낀다.
□ 통증에 예민하고 이유 없이 아픈 곳이 많다.	□ 잔 기침을 자주 한다.
□ 세균, 바이러스 질환(질염, 방광염, 대상포진)에 잘 걸린다.	□ 과민성 방광 증세가 있고 야뇨가 있다.
□ 단순포진(입술, 음부 등)이 자주 생긴다.	□ 전립선 질환이 있다.
□ 피부 트러블이 잦다.(여드름, 뾰루지, 다래끼, 습진)	□ 골다공증, 골감소증이 있다.
□ 얼굴색이 어둡고 칙칙하다.	진단받은 질환
위장관 영역	
식욕 □좋다. □보통. □없다.	
□ 소화가 잘 안 되고 트림을 자주 한다.	개선하고 싶은 점
□ 평소 가스가 차고 더부룩하다.	
□ 잔변감 □ 설사나 묽은 변 □ 변비	
□ 위염, 위궤양이 있거나 속쓰림이 있다.	복용중 의약품 및 영양제
□ PPI제제(위산분비억제제)를 자주 복용한다.	
□ 채소를 먹으면 속이 불편하다.	

[내부교육용] 무단으로 복제하거나 배포하는 행위를 금합니다.

부록

당독소 체크리스트

약국을 방문하는 고객분들은 대체로 본인이 느끼는 증상을 이야기하며 빠르게 증상을 해소할 수 있는 특정 약을 찾거나 추천받기를 원한다. 이때 증상의 원인을 찾기 위해 평소 식습관은 어떤지, 현재 느끼는 증상 이외에도 기저 질환이 있는지 등 몇 가지 질문을 거쳐 증상을 유발하는 원인을 파악하려고 한다. 그러나 이런 질문으로도 고객의 전반적인 신체 상황을 파악하기 쉽지 않아 평소 식습관·생활습관을 자가 체크하고 증상의 원인을 빠르게 유추할 수 있는 방법으로 '당독소 체크리스트'를 만들었다. 당독소 체크리스트를 통해 스스로 식습관과 생활습관을 점검해보자.

식습관, 생활습관 영역

생활습관 영역은 식습관, 운동, 음주, 수면 상태를 살펴보는 것이다.

1. 기본적으로 연령대 대비 몸무게와 키 정보는 노화의 정도와

1.	생년월일 / 나이	/	몸무게 / 키	/		
	식습관 및 생활습관					
	음식 섭취량	☐과식 ☐보통 ☐소식 ☐불규칙				
	야식 섭취량	☐안 먹음 ☐주 1~2회 ☐주 3~5회 ☐거의 매일				
2.	육류 섭취량	☐안 먹음 ☐주 1~2회 ☐주 3~5회 ☐거의 매일 ☐저탄고지식				
	밀가루 음식(과자, 빵, 식사) 섭취량	☐안 먹음 ☐주 1~2회 ☐주 3~5회 ☐거의 매일				
	튀기거나 굽거나 볶는 음식 섭취량	☐안 먹음 ☐주 1~2회 ☐주 3~5회 ☐거의 매일				
	채소 섭취량(한 접시 이상의 양)	☐안 먹음 ☐주 1~2회 ☐주 3~5회 ☐거의 매일				
	과일 섭취량	☐안 먹음 ☐주 1~2회 ☐주 3~5회 ☐거의 매일				
3.	우유, 유제품 섭취량	☐안 먹음 ☐주 1~2회 ☐주 3~5회 ☐거의 매일				
	커피, 청량음료 섭취량	☐안 먹음 ☐하루 1~2잔 ☐하루 3잔 이상				
	수분(200밀리리터컵 기준) 섭취량	☐하루 1~2컵 ☐하루 3~5컵 ☐6컵 이상				
	음주 정도	☐안 먹음 ☐주 1~2회 ☐주 3~5회 ☐거의 매일				
4.	수면시간	☐6시간 이하 ☐7~9시간 ☐숙면 ☐불면 ☐잠들기 어려움				
	정신적 스트레스	☐거의 없다 ☐약간 ☐보통 ☐심하다				
	운동의 양	☐안 한다 ☐주 1~2회 ☐주 3~5회 ☐매일				
5.	흡연	☐안 한다 ☐반 갑 ☐한 갑 ☐두 갑 이상				

체질량 지수BMI에 따라 현 상태의 에너지 대사, 대사증후군, 비만 등의 상태를 직관적으로 알아볼 수 있다. 내가 먹는 만큼 소비하는 지, 나이에 맞는 평균의 대사량을 가지고 있는지 판단해보자.

2. 음식 섭취량이 많거나 야식 섭취량이 잦은 분들은 잉여에너지 가 생길 가능성이 높다. 잉여에너지는 지방으로 전환되어 뱃살이 되고 콜레스테롤 수치를 높인다. 평소 육류 섭취량이 많고 밀가루 음식을 즐기며 재료를 볶거나 굽고 튀겨서 먹는 것을 좋아한다면 당독소 또한 높을 것이다. 예를 들어 닭갈비를 먹은 후 남은 국물에 밥을 볶아먹는 것을 즐기거나 찐만두보다 군만두를 즐겨 먹는가? 체내에 유입되는 당독소가 많다는 점을 기억하자.

3. 채소는 우리가 먹는 각종 가공식품의 첨가물, 알코올, 약물 등을 해독하는 데 필요한 비타민, 미네랄, 아미노산 외에도 식이섬유

등의 각종 영양소를 풍부하게 공급한다. 평소 채소 섭취량은 적고 유제품이나 커피 섭취량이 많다면? 해독 기능은 낮고 염증과 열증에 노출될 가능성이 높다.

4. 스트레스를 많이 받고 수면이 부족할 때 혈당을 빠르게 높이는 정제 탄수화물과 액상과당을 습관처럼 먹는다면 당독소가 내 몸을 공격하라고 방치하는 것과 같다. 커피를 마셔야 아침 일과가 시작되고, 식사 후엔 디저트로 단것을 즐기고, 모니터를 보는 눈은 점점 침침해져서 인공눈물을 넣는다면 그 결과로 각종 염증과 메마름증에 시달리게 된다.

5. 평소 당독소가 높은 식사습관에 흡연과 음주까지 한다면 전반적인 간 해독 능력이 떨어져 있을 것이다. 해독할 물과 물질도 알코올 대사에 빼앗겨 부족하게 되고 담배의 니코틴과 독성물질로 인해 혈관이 수축하여 혈액도 잘 돌지 못하게 한다. 담배에도 당독소가 어마어마하게 많다는 사실을 기억하자.

간과 심장, 인슐린 저항성 영역

많이 먹는데 운동은 못 하고 스트레스가 높다면? 염증과 열증에 시달리고 있는지, 에너지 대사가 저해되는 인슐린 저항성 상태에 접어들었는지 반드시 체크해보자.

식사량은 많으나 운동량이 적으면 우리 몸의 근육과 간에서 처리하지 못하는 잉여에너지, 지방, 대사열이 과도해진다. 그렇게 발생한 열은 몸 전체의 장기에 전해진다. 특히 심장에 열이 전달되면 혈액이 끈끈해지고 심장이 쓰는 충분한 에너지가 잘 만들어지지 않

간과 심장 영역	
□아침에 일어나기 힘들다. □자고 일어나도 개운하지 않다.	
□어깨, 근육통이 심하다.	
□손발에 쥐가 잘 나고 눈꺼풀 떨림이 잦다.	
□손발이 잘 저린다. □목에 매핵기가 있다.	
□신경이 예민하고 짜증이 자주 난다.	
□한숨을 잘 쉰다. □가슴이 자주 두근거린다.	
□차가운 음료를 많이 찾는다.	
□추위와 더위에 민감하다.	
□빈혈 진단을 받은 적이 있다.	
□딸기혀 백태가 있다. □혀부종(치흔)이나 혀통증 □입마름	
인슐린 저항성 영역	
부종 □손 □발(다리) □얼굴 □몸전체	
□지칠 때 단음식과 짭짤한 음식이 당긴다.	
□무기력함, 피로감이 지속되어 기운이 없다.	
□최근에 뱃살이 찌기 시작했다.	
□공복 시 어지럽고 힘이 빠진다	
□당뇨, 고혈압, 고 콜레스테롤 혈증이 있다.	

아 혈액을 전신으로 뿜어내는 힘도 떨어진다. 피곤한데 할 일은 많아서 각성을 위해 커피를 마시면 교감신경이 항진되어 심장박동수가 올라간다. 심장이 빨리 뛰면 뛸수록 심장 근육의 대사열이 넘쳐나게 되는데 한숨을 자주 쉬거나 혀가 빨갛게 되거나 백태가 자주 끼고 작은 자극에도 가슴이 두근거리며 예민해져서 짜증이 자주 난다. 밤에도 손발이 뜨거워 체온조절이 어려워져서 수면에도 큰 영향을 받는다.

해결되지 않은 대사열은 뼈를 타고 위로 올라간다. 간, 폐, 기관지 점막을 마르게 하고 입안의 침도 진해진다. 눈이 건조해지고 모공이 막혀 피지가 원활히 배출되지 않고 염증이 생긴 모낭은 퇴화되어 탈모가 생긴다. 당신의 정수리가 횅해지는 원인은 어제 저녁에 먹은 술, 안주, 그리고 아침에 마신 커피, 당이 떨어졌다며 먹은 치즈케이크 한 조각에 있다. 몸이 이런 상태가 되면 아이스커피 등

차가운 음료를 자주 마시게 된다. 그러나 잠깐 시원해지는 것에 불과할 뿐 떨어진 위장관의 온도를 올리기 위해 몸은 열을 더 내게 된다. 잦은 카페인 섭취로 심장박동수가 빨라지고 교감신경은 계속 흥분하는 악순환이 반복된다.

아침에 일어나면 얼굴이 붓고 손발이 저려서 냉찜질을 하는 분들이 있다. 몇 시간 정도 지나면 붓기가 가라앉는데 이런 일이 반복되는 원인은 아침을 맞이하는 웨이크 업 시그널의 저하, 이른바 부신피로증후군이다. 밤새 푹 자고 일어나 아침이 되면 "이제 깨어나자!"라는 신호가 충분히 전달돼야 근육세포들이 움직이고 이 원동력으로 혈액과 림프가 가동되어 자는 동안 정체된 혈액과 조직액이 순환하며 붓기를 가시게 한다.

아침에 "잘 잤다." "상쾌하다."라는 느낌이 든다면 순환이 잘되고 있다는 증거다. 웨이크 업 시그널은 에너지가 충분해야 생긴다. 만약 인슐린 저항성 상태라면 세포가 에너지를 충분히 만들지 못해 들어오는 것만큼 쓸 수 있는 에너지 화폐로 전환이 이뤄지지 않는다. 이때 에너지를 억지로 짜내는 카페인과 과당음료를 자주 찾는다면 건강한 웨이크 업 시그널 대신 염증, 열증, 메마름증을 앓게 될 것이다.

난소에너지와 호르몬대사 영역

생리 때 통증이 심하고 식탐 제어가 어렵다면 난소의 피로도를 체크해보자. 생리를 시작하기 일주일 전부터 피로감이 몰려오고 몸이 붓고 당이 떨어지는 느낌이 강하게 든다면 난소가 써야 하는 에

난소에너지와 호르몬대사 영역
□ 생리통이 심하다.
□ 월경전 증후군이 있다.
□ 생리전후로 피부트러블이 생긴다.
□ 생리주기가 불규칙하다.
□ 다낭성난포증후군이 있다.
□ 식은땀, 홍조 등 갱년기 증상이 있다.
□ 유방, 자궁 난소질환이 있다.
□ 갑상선 결절, 낭종이 있다.
□ 체중이 늘고 살이 잘 안 빠진다.
□ 추위를 잘 타고 몸이 찬 편이다.
□ 목둘레가 두꺼워지고 턱이 후덕하다.
□ 목에 이물감이 있고 통증이 있다.
□ 갑상선질환이 있다.

너지가 부족한 상태라는 뜻이다. 난소에서 생산하는 성호르몬과 갑상선호르몬은 긴밀하게 연관되어 있다. 갑상선호르몬은 대사를 주관하는 호르몬이기에 문제가 생기면 대사율이 떨어져 살이 잘 찌는 반면 운동을 해도 쉽게 빠지지 않는다. 몸도 차가워져서 혈액순환에 방해를 받으며 혈당을 빠르게 올리는 빵, 떡, 국수, 라면, 과일에 에너지원을 의존하는 경향도 짙어진다.

난소를 괴롭히는 3적인 인슐린 저항성, 염증, 당독소가 모두 해결되어야 호르몬 체계 또한 긴밀히 조절될 수 있다.

당독소 누적과 면역계, 세포외기질, 미네랄 영역

인공눈물이 없이 일상생활을 하기 어렵고 파스를 달고 산다면 메마름증에 시달리고 있지는 않은지 체크해보자.

우리 몸의 관절과 연골, 모든 점막과 진피조직을 구성하는 세포외기질에 당독소가 달라붙으면 탄력성을 잃고 건조해지고 뻣뻣해

당독소 누적과 면역계 영역
□ 아토피, 알러지, 비염, 천식이 있다.
□ 코피가 자주 난다.
□ 감기 등 호흡기 질환에 잘 걸린다.
□ 구내염 등 입병이 자주 걸린다.
□ 통증에 예민하고 이유 없이 아픈 곳이 많다.
□ 세균, 바이러스 질환(질염, 방광염, 대상포진)에 잘 걸린다.
□ 단순포진(입술, 음부 등)이 자주 생긴다.
□ 피부 트러블이 잦다.(여드름, 뾰루지, 다래끼, 습진)
□ 얼굴색이 어둡고 칙칙하다.

세포외기질과 미네랄 영역
□ 관절에서 소리가 자주난다.
□ 요통, 허리가 자주 아프다.
□ 손톱이 얇고 잘 부서진다.
□ 손목이나 손가락 통증이 있다.
□ 눈, 기관지 점막이 건조하다.
□ 피부건조가 심하고 자주 긁는다.
□ 머리카락에 윤기가 없다.
□ 입이 마르고 프라그가 많이 낀다.
□ 잔 기침을 자주 한다.
□ 과민성 방광 증세가 있고 야뇨가 있다.
□ 전립선 질환이 있다.
□ 골다공증, 골감소증이 있다.

진다. 또 세포와 신경을 보호하지 못해 통증을 유발한다. 이유 없이
여기저기 아프고 쿡쿡 쑤시고, 조금만 부딪혀도 멍이 들고, 피부와
점막에 염증이 잘 생기고, 붓기가 살이 된다면 당독소에 과다 노출
되어 있는 상태다. 당독소는 피부, 인대, 점막을 메마르게 하고 통증
을 유발한다. 인공눈물 없이 모니터 보기가 어렵고 마우스를 잡고
있는 손목에는 항상 파스가 붙어 있다. 통증클리닉, 내과 등을 다니
며 진료를 받아도 속 시원한 원인을 찾기 어려웠다면 당독소가 많
은 식습관을 갖고 있는지, 점막과 결합조직의 메마름증이 심화되진
않았는지 반드시 살펴봐야 한다.

잉여에너지와 당독소가 유발하는 염증과 열증에 노출되면 점막

과 세포가 손상되고 통증유발물질이 생긴다. 이 상태가 과도하게 지속되면 결국 만성염증상황에 처하게 되고, 이 때 몸은 성장과 재생산, 수리 등 정상적으로 하던 일을 멈추고 모든 에너지를 면역세포에 몰아줄 준비를 한다. 세포외기질과 같은 점막과 결합조직을 녹여 혈당을 높이고 뇌는 혈당을 높이는 음식을 계속 요구하는 것이다.

아플 때 입맛이 없다고 빵이나 과자 등으로 끼니를 때우면 몸의 재생에 이용되는 에너지원을 만들기는커녕 혈당만 높아져 지방으로 저장된다. 시간이 지날수록 통증에 예민해질뿐더러 정작 방어를 해야 하는 바이러스 질환이나 감기, 감염증 같은 세균에 속수무책으로 당하기도 한다. 먹는 것도 없는데 살이 찌고 몸이 아프다는 생각이 든다면 당독소가 많은 음식을 멀리하는 게 최고의 방법이다.

당독소가 피부에 누적되면 당독소의 색깔인 칙칙한 갈색이 나타난다. 특히 이 영역에 체크를 많이 했다면 본인 피부색이 어둡고 칙칙하고 건조하지 않은지 살펴보자. 피부과와 화장품에 큰돈을 쓰는 것보다 당독소를 해독하는 게 훨씬 더 낫다. 세포외기질과 미네랄 영역은 인체의 물 저장 시스템과도 관련이 높다. 당독소를 불러들여 세포외기질을 고갈시키는 것은 우리 몸의 물과 미네랄 저장 시스템을 망가뜨리는 일이다.

수면 영역

'잠이 보약'이라는 말이 있을 정도로 수면은 건강에 큰 영향을 미친다. 최근 잠을 잘 못 자거나 수면의 질이 좋지 않다고 느낀다면 체크리스트를 참고해보자.

몸속 세포외기질이 마르면 신경조직, 뇌조직도 그 피해를 받는다. 그러면 위장점막, 장점막도 메마르고 장 기능이 떨어지면서 세로토닌과 같은 호르몬 합성도 어려워진다. 그 원인으로는 현대 사회의 지나친 소음, 밝은 조명, 쉴 새 없이 울리는 진동과 같은 피할 수 없는 자극과 과도한 정신적 스트레스도 있지만 중요한 것이 또 한 가지 있다. 앞에서 이야기했던 메마름과 인슐린 저항성에 의한 대사열의 항진, 열증과 염증, 과다한 체지방에 대한 신호들에 의해 교감신경이 쉽게 항진되는 것이다. 이럴 경우 흥분 상태가 좀처럼 식지 않아 쉽사리 잠들지 못한다. 최근 부쩍 예민해지고 집중하는 게 어려웠다면 열증과 염증과 메마름의 메들리에 빠져 있는 건 아닌지 생활을 살펴보자.

성장 영역

당독소가 많은 음식을 자주 먹는 아이들은 키 성장과 두뇌 개발에 쓸 에너지가 부족할 수밖에 없다. 아이스크림, 젤리, 탕후루 등 단맛을 극대화한 간식을 자주 사주면서 피부과에 데려가고, 항히스타민제를 먹이고, 스테로이드를 발라주고 있다면 특히 유념해서 살펴보자.

아이들의 성장과 관련해서 가장 중요하게 여겨야 할 것은 영양과 염증 관리다. 아프면서 큰다는 말은 옛말이다. 아프지 않아야 에너지를 성장에 쓸 수 있다. 성인만큼 독소 해독 기능이나 대사 기능이 이루어지지 않는 아이들에게 당독소는 더욱더 치명적일 수밖에 없다. 당독소는 말랑말랑해야 하는 콜라겐 조직과 혈관, 근육, 결합 조직을 건조하게 만든다. 코안의 혈관에 붙어 코피를 자주 흘리고 피부가 건조해 아플 때까지 긁는 아이들의 식습관을 살펴보면 어김없이 당독소가 높은 빵, 과자, 패스트푸드가 등장한다.

혈당을 빠르게 높이는 과당, 액상과당, 정제 탄수화물, 유제품에 과도하게 노출되면 장에 있는 유익균이 성장하지 못한다. 유해균이 좋아하는 먹이만 늘어나서 배앓이를 자주 하고, 면역력이 쉽게 떨어지고, 비염이나 아토피 등 만성감염에 시달리게 된다.

남성 건강 영역

컨디션이 예전 같지 않고 쉽게 잠을 이루지 못하거나 건강검진에서 크고 작은 이상이 발견됐다면 반드시 당독소 저감식이가 필요하다. 식습관을 주기적으로 체크하면서 식습관이 바뀐 후 몸의 증상이 어떻게 바뀌었는지 살펴보자.

남자들은 빠르면 40대 후반부터 성기능과 욕구가 감소한다. 테스토스테론 부족 현상이 생기기 때문이다. 특히 성기능에 대한 우울감 때문에 정신과나 비뇨기과에 방문하기도 한다. 남성을 남성답게 만들어주고 근육을 유지하고 정자의 성숙과 질을 결정하는 호르몬인 테스토스테론은 부고환과 고환의 대사가 정상적으로 유지되어야 제대로 일을 할 수 있다. 노화에 따라 기능이 감소되는 것은 자연스러운 현상이지만 어느 날 갑자기 남보다 이르게 이런 증상이 생긴다면 호르몬을 만들고 제대로 일하게 해주는 에너지 화폐 ATP가 부족한 상황인지, 잉여에너지가 넘쳐서 생긴 열증과 염증이 생식 기능을 방해하고 있는 것은 아닌지, 당독소가 호르몬에 붙어 역할을 방해하고 있는지 생각해봐야 한다. 영양소 중에서도 아연과 인지질(포스파티딜세린)이 부족한 경우 염증이 많아지고 호르몬이 비정상적으로 대사하는 속도도 빨라진다.

당독소는 모든 질병의 원인이 되는 뿌리에 항상 존재한다. 의식하지 못한 채 매일 먹는 음식이 내 건강을 좌우한다. 음식으로 고치지 못하는 병은 없다는 말에서 알 수 있듯이 음식 때문에 병이 생기는 것도 사실이다. 마라탕과 디저트를 즐기며 누워 있는 나와 현미 된장 쌈을 먹고 운동하는 누군가의 건강 상태는 다를 수밖에 없다.

위장관 영역

위장은 당독소가 입을 통해 들어갔을 때 가장 먼저 만나는 도톰한 점막과 유연한 근육 조직 그리고 혈관이 잘 발달된 장기다. 소화가 잘 안 되고 가스와 같은 불편함 또는 통증을 종종 느낀다면 체크해보자.

위장관 영역
식욕 □좋다. □보통 □없다.
□소화가 잘 안 되고 트림을 자주 한다.
□평소 가스가 차고 더부룩하다.
□잔변감 □설사나 묽은 변 □변비
□위염, 위궤양이 있거나 속쓰림이 있다.
□PPI제제(위산분비억제제)를 자주 복용한다.
□채소를 먹으면 속이 불편하다.

당독소는 위와 장의 점막에 달라붙어 담적을 일으키는 원인이 된다. 담적은 식도와 위 점막에 당독소가 달라붙어 생긴다. 당독소는

점막과 혈관과 같은 말랑말랑한 조직에 껌처럼 달라붙어 그 조직을 딱딱하게 만들고 기능을 방해한다. 위점막은 점막의 두께가 잘 발달하고 연동운동이 활발하게 될 때 기능이 잘 발휘된다. 건강검진 결과에 '미란성 위염' '표재성 위염'이라는 진단명을 받은 적이 있다면 도톰하고 유연해야 하는 점막이 딱딱해지고 얇아졌다는 뜻이다. 음식물이 들어올 때마다 나오는 산 때문에 자극감을 느끼면 어떻게 될까? 속이 쓰릴 뿐만 아니라 연동운동이 방해받아 음식물이 오래 머물러 있으니 답답할 수밖에 없다. 특히 당독소와 카페인이 많이 든 음식을 자주 즐긴다면 평소 소화가 안 되고 속이 잘 쓰리는 이유에 대한 답이 될 것이다.

"내가 먹은 것이 곧 나"라는 말을 들어본 적이 있을 것이다. 내 몸은 굽고 튀기고 볶은 당독소 식이와 빵, 떡, 국수, 라면과 같은 정제 탄수화물 식이에 맞게 나와 공생을 이루는 미생물의 종류를 선택하게 된다. 내가 빵과 커피를 주식으로 한다면 나처럼 빵을 좋아하는 성격이 급한 미생물들을 위장관에 살게 하는 일이다. 내 안의 미생물들은 빠르게 소화 흡수되는 정제 탄수화물을 매우 좋아하고 장에서 빠르게 탄수화물을 분해하여 혈당을 빠르게 높인다. 이런 세균들은 대부분 소장상부에 기생하고 상당 부분 유해균이기 때문에 식사를 할 때마다 암모니아나 황화수소를 대사산물로 내놓는다. 채소를 많이 먹거나 식이섬유를 먹을 때 가스가 잘 차고 속이 불편해지는 증상이 심해지는 것이다. 반면, 대장의 말단에 살면서 저항성 전분이나 채소의 식이섬유를 먹고사는 유익균의 수는 점점 감소한다. 이들이 내놓는 항암물질인 유기산들도 얻지 못한다. 대변의 상태 또한 정상발효가 아니라 이상발효가 되어버려 변의 양이 적어지고 딱딱해지는 변비가 되거나, 장 안에 머무르는 시간이 짧아져 묽은 변을 자주 보며 설사를 하는 경우도 빈번해진다.

설사를 자주 하고 평상시 묽은 변을 본다면 나도 모르는 사이에 체액을 조금씩 잃는 탈수 상태가 될 위험이 있다. 몸에 물이 부족하면 해독과 대사에 필요한 물까지 부족해져서 온종일 피곤하고 무기력하며 모든 점막과 조직의 물의 양이 줄어들어 머리카락과 피부도 건조해진다. 여기에 과당과 카페인이 가득한 음료나 간식을 먹을 경우 체액이 빠져나가는 속도에 가속이 붙어 내 몸은 사막처럼 메마른 상태가 된다. 메마름증 상태가 지속되면 안구건조증, 입 마름, 연골과 인대의 탄력 저하, 어깨 결림 같은 근육통, 식도염, 위염, 방광염, 장누수증후군 등 세포외기질과 관련된 증상까지도 연결된다. 심할 경우 높은 요산수치와 만성신장병의 원인이 되기도 한다.

과거에는 굶주림이 무서운 일이었다. 그러나 현대에는 지나치게 먹는 것이 오히려 큰 문제가 됐다. 아침마다 카페와 편의점을 드나들며 마시는 과당과 카페인이 많이 든 음료들이 염증을 일으키는 원인이 되고 노화를 가속화하며 궁극적으로 치료가 힘든 질병에 이르게 한다는 것, 이것이야말로 정말 무서운 일이라는 것을 기억하자.

부록

식품별 당독소 함량표

	AGE kU/100g
디카페인 녹차(립톤)	1.20
구운 아몬드	6,650
휘핑 버터	26,480
휘핑 버터(무염)	23,340
크림치즈(소프트)	10,883
크림치즈(오리지널)	8,720
마가린	17,520
카놀라유	9,020
올리브유	11,900
저온압착 엑스트라버진 올리브유	10,040
땅콩오일	11,440
홍화씨유	3,020
참기름	21,680
익히지 않은 쇠고기	707
오븐에 구운 쇠고기	6,071
232°C에서 5분간 구운 쇠고기	11,270
올리브 오일로 구운 쇠고기	10,058
오븐에 25분간 구운 닭가슴살	9,961
구운 후 바비큐한 닭 허벅지살	18,520
닭 다리 구이	10,997
닭 허벅지살 구이	11,149
5분간 구운 베이컨	91,577

doi:10.1016/j.jada.2010.03.018

참고문헌

A Dietary Fiber-Deprived Gut Microbiota Degrades the Colonic Mucus Barrier and Enhances Pathogen Susceptibility. doi: 10.1016/j.cell.2016.10.043.

A newly discovered neurotoxin ADTIQ associated with hyperglycemia and Parkinson's disease. doi: 10.1016/j.bbrc.

A single heterochronic blood exchange reveals rapid inhibition of multiple tissues by old blood. doi: 10.1038/ncomms13363.

Advanced glycation end products on stored red blood cells increase endothelial reactive oxygen species generation through interaction with receptor for advanced glycation end products. doi: 10.1111/j.1537-2995.2010.02689.x.

Advanced Glycation End Products (AGEs) May Be a Striking Link Between Modern Diet and Health. doi: 10.3390/biom9120888.

Age-related accumulation of pentosidine in aggrecan and collagen from normal and degenerate human intervertebral discs. doi: 10.1042/BJ20060579.

AGE restriction in diabetes mellitus: a paradigm shift . doi: 10.1038/nrendo.2011.74.

Brain-First versus Gut-First Parkinson's Disease: A Hypothesis. doi: 10.3233/JPD-191721.

Branched chain amino acids impact health and lifespan indirectly via amino acid balance and appetite control. doi: 10.1038/s42255-019-0059-2.

Breakfast, Glycemic Index, and Cognitive Function in School Children: Evidence, Methods, and Mechanisms. doi: 10.1159/000493708.

Circulating free methylglyoxal as a metabolic tumor biomarker in a rat colon adenocarcinoma model. doi: 10.3892/mco.

Comparison Of The Gut Microbiota In Different Age Groups In China. doi: 10.3389/fcimb.2022.877914

COVID-19 and obesity: fighting two pandemics with intermittent fasting. doi: 10.1016/j.tem.

Development and Progression of Non-Alcoholic Fatty Liver Disease: The Role of

Advanced Glycation End Products. doi: 10.3390/ijms20205037.

Dicarbonyl stress in clinical obesity. doi: 10.1007/s10719-016-9692-0.

Dietary glycotoxins and infant formulas. doi: 10.5152/TurkPediatriArs.

Dietary intervention in acne: Attenuation of increased mTORC1 signaling promoted by Western diet. doi: 10.4161/derm.19828.

Do all roads lead to the Rome? The glycation perspective! doi: 10.1016/j.semcancer.

Elevated Levels of the Reactive Metabolite Methylglyoxal Recapitulate Progression of Type 2 Diabetes. doi: 10.1016/j.cmet.2018.02.003

Endothelial glycocalyx shields the interaction of SARS-CoV-2 spike protein with ACE2 receptors. doi.org/10.1038/s41598-021-91231-1

Fasting-induced differential stress sensitization in cancer treatment. doi: 10.1080/23723556.2015.1117701.

Fasting-mimicking diet and hormone therapy induce breast cancer regression. doi: 10.1038/s41586-020-2502-7

Fecal microbiota transfer between young and aged mice reverses hallmarks of the aging gut, eye, and brain. doi: 10.1186/s40168-022-01243-w.

Food advanced glycation end products as potential endocrine disruptors: An emerging threat to contemporary and future generation. doi.org/10.1016/j.envint.2018.12.032

Methylglyoxal evokes pain by stimulating TRPA1 doi: 10.1371/journal.pone.0077986

Glyoxal-induced exacerbation of pruritus and dermatitis is associated with staphylococcus aureus colonization in the skin of a rat model of atopic dermatitis. doi: 10.1016/j.jdermsci.

Increased levels of serum advanced glycation end-products in women with polycystic ovary syndrome. doi: 10.1111/j.1365-2265.2004.02170.x.

Increased sugar uptake promotes oncogenesis via EPAC/RAP1 and O-GlcNAc pathways. doi: 10.1172/JCI63146.

Ketohexokinase-A acts as a nuclear protein kinase that mediates fructose-induced metastasis in breast cancer. doi: 10.1038/s41467-020-19263-1.

Lifestyle and clinical determinants of skin autofluorescence in a population-based cohort study. doi: 10.1111/eci.12627.

Methylglyoxal-derived hemoglobin advanced glycation end products induce apoptosis and oxidative stress in human umbilical vein endothelial cells. doi.org/10.1016/j.ijbiomac.

Methylglyoxal Metabolism and Aging-Related Disease: Moving from Correlation toward Causation. doi: 10.1016/j.tem.

Methylglyoxal Scavengers Resensitize KRAS-Mutated Colorectal Tumors to Cetuximab. doi: 10.1016/j.celrep.

Oral administration of Proteus mirabilis damages dopaminergic neurons and motor functions in mice. doi: 10.1038/s41598-018-19646-x.

Oral AGE restriction ameliorates insulin resistance in obese individuals with the metabolic syndrome: a randomised controlled trial. doi: 10.1007/s00125-016-4053-x.

Oral glycotoxins determine the effects of calorie restriction on oxidant stress, age-related diseases, and lifespan. doi: 10.2353/ajpath.2008.080152.

Oxidative Stress-Related Molecular Biomarker Candidates for Glaucoma. doi: 10.1167/iovs.17-22242.

Potential of birds to serve as pathology-free models of type 2 diabetes, part 2: do high levels of carbonyl-scavenging amino acids (e.g., taurine) and low concentrations of methylglyoxal limit the production of advanced glycation end-products? doi: 10.1089/rej.2014.1561.

Regulatory myeloid cells paralyze T cells through cell-cell transfer of the metabolite methylglyoxal. doi: 10.1038/s41590-020-0666-9.

Rejuvenation of three germ layers tissues by exchanging old blood plasma with saline-albumin. doi: 10.18632/aging.103418.

Role of Advanced Glycation End Products (Ages) and Oxidative Stress in the Failure of Dental Implants. DOI: 10.4172/2161-1122.1000179

Role of glucose in regulating the brain and cognition. doi: 10.1093/ajcn/61.4.987S.

Specific gut microbiota alterations in essential tremor and its difference from Parkinson's disease. doi: 10.1038/s41531-022-00359-y.

The false alarm hypothesis: Food allergy is associated with high dietary advanced glycation end-products and proglycating dietary sugars that mimic alarmins. doi. org/10.1016/j.jaci.2016.05.040

4-Hydroxynonenal, an endogenous aldehyde, causes pain and neurogenic inflammation through activation of the irritant receptor TRPA1. doi: 10.1073/ pnas.0705923104.

당독소 쇼크

초판 1쇄 발행 2024년 3월 20일
초판 3쇄 발행 2024년 4월 8일

지은이 박명규 김아름
펴낸이 안현주

기획 류재운 **편집** 송무호 안선영 김재열 **브랜드마케팅** 이승민 **영업** 안현영
디자인 표지 정태성 본문 장덕종
외부기획 인현진

펴낸곳 클라우드나인   **출판등록** 2013년 12월 12일(제2013-101호)
주소 우) 03993 서울시 마포구 월드컵북로 4길 82(동교동) 신흥빌딩 3층
전화 02 - 332 - 8939   **팩스** 02 - 6008 - 8938
이메일 c9book@naver.com

값 20,000원
ISBN 979 - 11 - 92966 - 61 - 8 03510